현대인의 식생활과 비만

성창근 · 모은경 공 저

도서출판 효 일

　비만은 약 20여 년 전만 해도 부(富)의 상징으로 여겨졌으며 뚱뚱한 사람이 선망의 대상이었다. 그러나 급속한 경제 성장과 더불어 식생활이 개선되면서 영양 상태가 좋아져 비만 인구가 급증하였고 "비만"은 무능력과 나태함의 대명사로 전락하였다. 성인 비만증은 1990년 국민 영양 조사 보고에 의하면 총인구의 17%이었으나 1994년 국민 영양 조사 보고에 의하면 30%로 증가하였다. 이는 여자의 30%, 남자의 20% 정도가 비만증인 구미 선진국의 경우와 유사한 수치이다.

　또한 비만은 그 자체가 성인병으로 분류되고 있으며 당뇨병, 고혈압 및 여러 심혈관계 질환을 유발하는 주요 원인 중의 하나로 밝혀지면서 그 위험성에 대한 인식이 증가하고 있다. 더욱이 사회적으로 마른 체형이 아름다움의 상징으로 치부(置簿)되고 과장된 다이어트 방법 및 브로카(Broca) 공식이 유행함에 따라 일부 계층에서는 무리한 다이어트를 실시하여 건강을 손상시키는 경우가 많아졌다. 따라서 이러한 심각성을 해결하는 방법을 찾는 노력들(다이어트 및 식이요법, 운동요법, 행동수정요법, 한방요법 등)이 속속 보고되고 있는 실정이다.

　지금까지 발행된 비만 관련 서적들은 전문성을 강조하여 지나치게 이론에 치우쳐 일반인들이 이해하기 어렵거나 광범위한 건강 관련 문제를 다루고 있어 실제적으로 비만을 진단하고 체중을 조절하여 이상적인 체중을 유지하는데 이용되기 어려운 바, 본서에서는 비만을 판정하는 여러 방법과 효율적으로 감량할 수 있는 방법을 제시하였고, 단기간에 감량한 체중을 오랫동안 유지하기 위해서는 바람직한 식생활이 반드시 필요하므로 감량 후 적절한 식단을 스스로 작성할 수 있도록 식단작성법을 실었다.

2000. 6
저자 씀

제 1 장

비만도 측정방법

과체중과 지방의 분포는 건강의 위험도를 예측하는 유용한 지표이므로 이들에 대해서는 명확히 정의하는 것이 필요하다. 과체중(overweight)이란 체중의 증가가 어떤 정해진 신장의 표준치보다 상회하는 상태를 말하고, 비만증(obesity)이란 체지방이 비정상적으로(abnormally) 높은 비율로 있는 상태를 말하는데, 지방은 전신에 분포(generalized)될 때도 있고 어떤 부위에 편재(localized)될 때도 있다. 어떤 개인이 비만인지 또는 근육량의 증가에 의한 과체중인지를 결정하는 데는 체중(body weight)·체지방(body fat)·체지방의 분포(fat distribution)를 정량하는 방법과 기준(standard)을 알아야 한다. 따라서 1장에서는 비만증의 정의 및 분류와 비만을 측정하는 여러 가지 방법에 대해 알아보았다.

제 1 절 비만증의 정의

비만증(obesity)이란 전술한 바와 같이 체지방의 양이 정상치보다 많은 상태를 말한다. 체중이 증가하는 원인은 여러 가지가 있으나 대부분은 신체활동에 의해 소비된 열량이 음식물로부터 섭취된 열량보다 적을 경우이다. 반면에 체중과다는 연령에 비해 평균보다 체중이 많이 나가는 것을 의미하는데, 뼈의 무게가 무겁거나 근육이 잘 발달되어 초래될 수 있다. 따라서 비만을 판단하는 중요한 기준은 단순한 체중의 증가가 아니라 체내의 지방이 필요 이상으로 많이 붙어 있는가 아니면 적당한 수준인가로 판단하는 것이 정확하다.

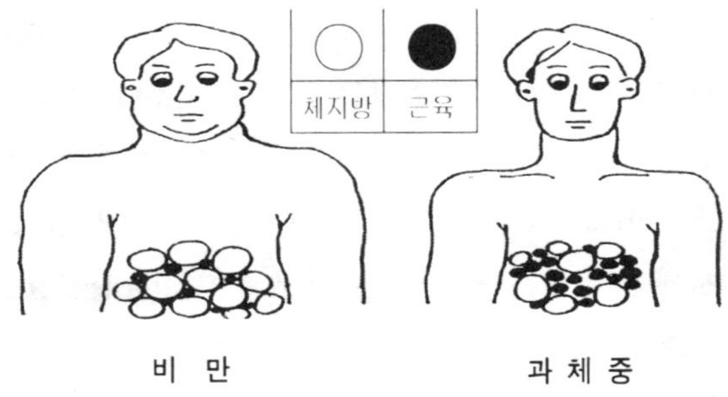

통계적 범위에서 보면, 비만은 특정한 나이와 성별에 있어서 체지방의 평균값을 5% 초과한 상태이다. 예를 들면 평균 15%의 체지방을 갖는 젊은 남자들에 있어서 비만에 대한 경계선은 20%의 체지방이 된다. 이에 비해 중년 남성의 평균 체지방은 약 25%이므로 이들에게 있어서 비만은 체지방 함량이 30%를 초과한 경우이다. 또한 17~30세가 되는 젊은 여성들은 체지방이 25%를 초과했을 때가 비만이며, 31~50세 여성에 있어서 비만의 경계선은 약 30%가 된다. 이와 같이 사람은 나이가 들수록 체지방의 평균치가 증가한다. 그러나 이것이 늙어가면서 꼭 뚱뚱해져야 한다는 것을 의미하지는 않는다.

제 2 절   비만증의 분류

비만증은 분류방법과 기준에 따라서 여러 가지로 분류할 수 있으나 크게는 다음과 같이 3가지로 나눌 수 있다.

첫째, 해부학적 특징과 지방조직의 국소분포에 따라서,
둘째, 병인에 따라서,

셋째, 비만증의 발생연령에 따라서 분류할 수 있으며, 각각의 분류에 대해 상세히 살펴보면 다음과 같다.

1. 해부학적 분류

비만증의 해부학적 분류는 '지방세포의 수'와 '지방의 분포'에 따른다.

어린 시절에 발생한 비만증의 대부분은 지방세포의 수가 정상치보다 $2 \sim 4$배로 증가되어 있다(정상범위 : $20 \sim 60 \times 10^9$개). 이와 같이 지방세포의 수가 증가된 경우를 '세포증식형 비만(hypercellular obesity)'이라고 하는데 이러한 형태의 비만증은 '지방세포비대형 비만(hypertrophic obesity)'과는 구별이 된다. 지방세포비대형 비만은 지방세포(adipocyte)의 총 수는 정상이나 개개의 지방세포의 크기가 증가한 경우이다.

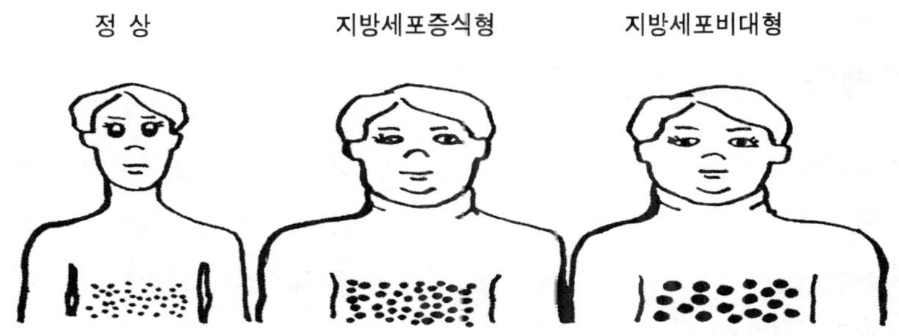

비만증은 또한 체지방의 분포에 따라서도 분류할 수 있다. 상반신 비만증(upper-body obesity)의 사람은 심혈관계질환, 고혈압, 당뇨병으로 이환될 위험이 높으나 하반신 비만증(lower-body obesity)에서는 건강에 대한 위험도가 훨씬 낮다.

1) 지방세포의 양상에 따른 분류

객관적으로 보면 같은 정도의 비만이라고 해도 각각의 지방조직을 자세히 조사해 보면 지방세포의 수나 크기에서 상당한 차이가 나는 것을 발견할 수 있다. 지방세포증식형 비만은 지방세포의 크기는 정상이지만 지방세포의 수가 증가한 것이다. 지방세포의 수는 임신 7개월에서 생후 1년까지 왕성히 증가하므로 세포증식형 비만은 소아비만에 많다. 이에 비해 지방세포비대형 비만은 지방세포의 수는 거의 정상에 가까우나, 지방 세포 하나하나가 커졌기 때문에 생기는 비만으로, 보통 세포비대형 비만은 성인이 된 후에 시작되며 중년 이후에 뚱뚱해지는 경우가 많다. 이 외에 세포의 수 및 크기, 지방 함량이 모두 비정상적으로 많아지는 형을 혼합형 비만이라 한다. 세포증식형 비만은 세포수를 줄이는 것이 실제적으로 불가능하기 때문에 치료도 어려워진다. 그에 비해 세포비대형 비만은 커진 지방세포를 원상태로 회복시키면 되므로 살을 빼는 것은 세포증식형 비만에 비해 쉽다.

2) 체지방의 분포 양상에 따른 분류

체지방의 분포 양상은 사람에 따라 매우 다르나 크게 2 종류로 분류된다. 즉, 과잉의 지방이 상체부위에 축적되는 남성형(upper‐body obesity·사과형·중심형·상반신형) 비만과 하체부위에 지방이 축적되는 여성형(lower‐body obesity·배형·말초형·하반신형) 비만이다(그림 1‐1). 여자들은 흔히 하체에, 남자들은 흔히 상체에 지방이 축적되므로 이와 같이 부르나, 이는 특정적인 것이 아니므로 여자들도 남성형 비만이 될 수 있으며 이 경우에는 더 위험하다. 즉, 남성형 비만은 허혈성 심질환, 당뇨병, 고지혈증의 위험이 더욱 높은데 이는 허리둘레 대 엉덩이 둘레의 비율로 측정할 수 있다(제 1 장 제 3 절 5. 참조).

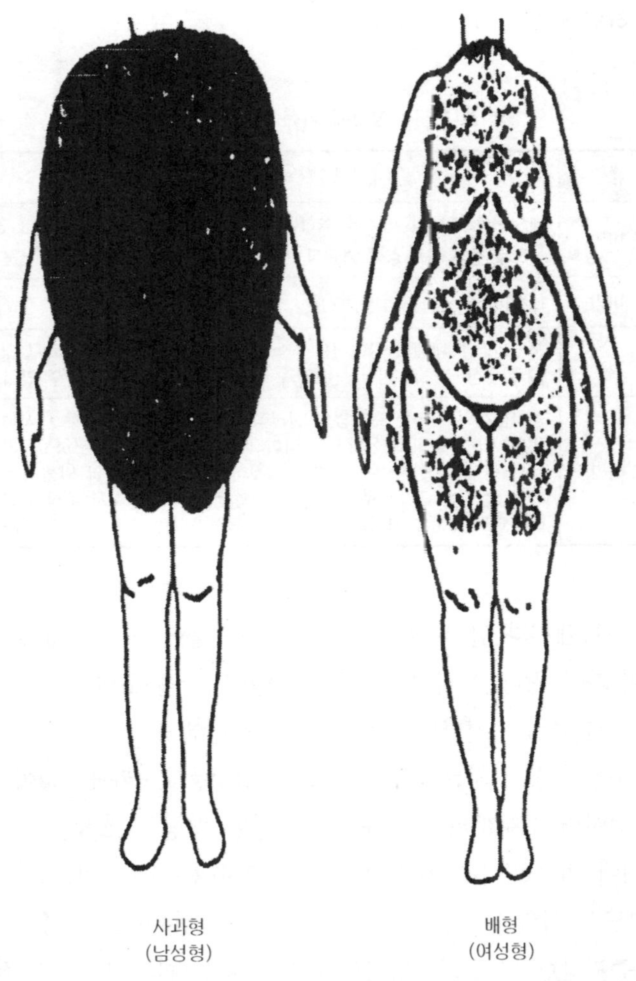

■ 그림 1-1 체지방의 분포양상에 따른 비만증의 2가지 형태 ■

2. 병인에 의한 분류

비만증이 나타나는 데는 몇 가지 원인이 있다. 병인에 따라 비만증을 분류하면 <표 1-1>과 같다.

■ 표 1-1 병인에 따른 지방의 분류 ■

분 류	특 징
단순성 비만	대부분의 비만이 여기에 속하며, 과식을 포함한 잘못된 식이나 운동부족 등으로 발생하여 장기 기질적 원인을 밝힐 수 없는 경우가 대부분이다.
증후성 비만	내분비성과 시상하부성, 유전성, 약제성 등이 있다.
조절성 비만	중추신경계 내에서 일어나는 식욕충동에 의해 섭취조절이 되지 않아 비만이 발생한 것으로 심인성 비만과 신경성 비만으로 구별할 수 있다.
대사성 비만	음식섭취의 양과는 관계없이 선천적 또는 후천적 원인으로 대사에 이상이 생겨 지방조직이 증식되거나 당이 에너지로 사용되지 못하고 지방조직으로 흘러 들어가 지방으로 변해 이것이 축적되어 비만이 발생하는 것이다. 비만체질자는 근육세포 내에서 산소의 작용이 활발하지 못하여 결국 당이 이용되지 못하고 지방조직으로 흘러 들어가 지방으로 변하게 된다.

<표 1-1>에서와 같이 과식이나 운동부족 등에 의한 단순성 비만의 발생율이 가장 많다. 부적절한 식사 습관이 비만을 초래하는 경우는 실험 동물에서 특히 현저한데, 사람의 비만 발생에도 주요한 역할을 하는 것으로 추정된다. 설치류에게 고지방식·설탕용액·카페테리아 타입의 사료를 먹이면 대부분의 설치류에서는 열량 평형을 조절할 수 없어서 체중유지에 필요한 수준 이상으로 많은 열량을 축적하여 비만이 유발된다. 최근의 역학조사자료에서도 과체중의 여성은 정상체중의 여성에 비해서 총지방량 및 포화지방산을 많이 섭취한다는 것이 밝혀졌다. 따라서 고지방식은 비만증의 소질이 있는 사람들에게 비만증의 발생 위험도를 증가시키게 된다.

운동부족(physical inactivity)도 비만증이 진전되는데 중요한 역할을 한다. 랫트(실험동물, 쥐)에서는 활동을 심하게 억제하면 고도의 비만이 된다. 현대의 물질문명사회에서는 작업을 절약하는 수단이 발달되어 있는데, 이것이 열량 소비를 저하시켜 비만증을 유발할 수도 있다.

내분비질환이 비만증을 일으키는 수도 있으나, 그와 같은 경우는 대단히 드물며 극히 적은 양의 체지방을 증가시킨다. 췌장 랑게르한스섬 세포의 종양과 인슐린의 과잉투여에 의해서 생기는 고인슐린혈증(hyper-insulinism)은 음식물 섭취의 증가와 지방축적을 초래하는데, 이 작용에 의해 발생한 비만증은 흔하지 않다. 그것보다 어느 정도 뚜렷한 비만도는 쿠싱증후군의 코르티졸의 분비증가시, 갑상선기능저하증(hypo-thyroidism), 성선기능저하증(hypogonadism)에서 나타날 수 있다.

시상하부성 비만증(hypothalamic obesity)은 실험 동물의 경우, 시상하부의 복측중앙부(ventromedial region)에 손상을 주어 발생시키는데, 이 부위는 열량 축적에 관한 정보를 모아서 자율신경계(autonomic nervous system)의 기능을 조정하는 것이다. 시상하부성 비만증은 사람에서는 여러 가지 상황에서 발생할 수 있다. 시상하부의 손상을 일으키는 주요한 요인은 외상, 악성종양, 염증성질환 등이 있다. 이 증후군에 관련되는 증상 및 증후로는 두개내압(intracrarlial pressure)과 내분비변환, 각종 신경학적 및 생리학적 난조와 관련이 있다. 이 증후군의 치료에는 기초질환의 치료와 적당한 내분비성 치료제의 보강이 필요하다.

3. 발생연령에 따른 분류

발생연령에 따라 비만증을 분류하면 크게 소아비만증과 성인비만증으로 나눌 수 있다.

진행성 소아비만증(progressive childhood obesity)은 세포증식형 비만증이다. 비만증이 되는 사람의 출생시 체중은 정상인의 출생시 체중과 다르지 않다. 즉, 어떤 형태의 비만증도 출생시에는 나타나지 않는다. 진행성 소아비만증이 발생해서 위험성이 높아지는 시기는 생후 2년째와 4~11세 사이가 된다. 가장 위험한 소아비만증은 4~11세에서 시작되어 진행된다. 소아기에서 발생하는 비만증은 보통 세포증식형이기 때문에 치료시에 저항성을 나타내는 경우가 많다.

성인에서 발생하는 비만증은 비대한 지방세포로 구성된 세포비대형 비만의 경향이 강하고 대형의 지방세포가 관련되며 소아비만증보다 치료가 용이하다.

제 3 절   비만측정방법 ■

비만을 측정하기 위해서는 실제로 체지방을 측정해야 하지만 시간과 경비가 많이 들고 전문성을 요하기 때문에 일반적으로 비만도, 표준체중 등을 사용한 신체계측법을 이용한다. 신체계측법에는 신장과 체중, 흉위(가슴둘레), 복위(허리둘레), 둔위(엉덩이둘레), 사지둘레 및 피부주름두께 등을 측정한다. 우리 나라에서 가장 많이 사용하는 비만도 계산법은 브로카(Broca) 법이다. 그러나 비만의 정의는 어떠한 방법으로 비만을 평가하느냐에 따라 달라질 수 있으므로 비만을 측정하는 여러 가지 방법에 대해 기재하였다.

1. 표준 체중과 비만도

표준 체중을 구하는 가장 일반적인 방법은 표준체중표(표 1-2)를 이용하거나 브로카 공식에 의한 것이다. 자신의 체중과 신장만 알면 쉽게 계산할 수 있는데 그 공식은 다음과 같다.

$$표준체중 = (신장 - 100) \times 0.9$$

예를 들어 신장이 160 cm인 사람이라면 (160 - 100) × 0.9 = 54 kg이 되는 것이다. 그러나 이 방법은 키가 작은 사람에게서는 비만자가 많아지게 되고, 키가 큰 사람에게서는 비만 정도가 적은 경향이 있다. 즉, 이 공식은 비교적 동양인에게 적합하나 키가 너무 크거나 너무 작은 사람에게는 적절하지 않기 때문에 다음과 같은 계산법을 쓰기도 한다.

키가 160 cm 이상인 경우 : 적정 체중(kg) = 신장 - 110
키가 160 cm 이하인 경우 : 적정 체중(kg) = 신장 - 105

한편, 비만도란 표준체중에 비해 실제로 측정한 체중이 어느 정도 초과되어 있는가를 나타내는 것으로 다음과 같이 구한다.

$$비만도 = \{(실측체중 - 표준체중)\} \div 표준체중 \times 100$$

몇 % 이상이 비만이라는 절대적인 기준은 없으나 일반적으로 표준체중의 10% 이내를 정상, 10% 이상을 과체중, 20% 이상을 비만이라고 한다. 이에 따라 비만을 분류하는데 120~140%일 때를 경도 비만, 140~200%일 때를 중등도 비만, 200% 이상일 때를 고도 비만이라고 한다.

키 (cm)	남 자 연 령 군				여 자 연 령 군			
	20〜29	30〜39	40〜49	50〜59	20〜29	30〜39	40〜49	50〜59
150	47.27	48.5	49.2	46.2	42.21	45.01	46.54	45.72
151	47.86	49.3	49.9	47.0	43.84	45.63	47.16	46.40
152	48.45	50.1	50.6	47.8	44.43	46.25	47.78	47.09
153	49.04	50.9	51.4	48.6	43.03	46.87	48.40	47.77
154	49.63	51.7	52.1	49.4	45.62	47.49	49.02	48.45
155	50.22	52.5	52.9	50.2	46.22	48.11	49.65	49.17
156	50.71	53.3	53.6	51.0	46.22	48.72	50.27	49.82
157	51.41	54.1	54.4	51.8	47.41	49.34	50.89	50.50
158	51.99	55.0	55.1	52.6	48.00	49.96	51.51	51.18
159	52.58	55.8	55.8	53.4	48.60	50.58	52.13	51.87
160	53.17	56.6	56.6	54.2	49.19	51.20	52.76	52.55
161	53.76	57.4	57.3	55.0	49.79	51.82	53.38	53.23
162	54.36	58.2	58.0	55.8	50.38	52.44	54.00	53.92
163	54.94	59.0	58.8	56.6	50.98	53.06	53.62	54.60
164	55.53	59.8	59.5	57.4	51.57	53.68	55.24	55.28
165	56.12	60.6	60.3	58.2	52.17	54.30	55.87	55.97
166	56.71	61.4	61.0	59.0	52.76	54.91	56.49	56.65
167	57.30	62.2	61.8	59.8	53.36	55.53	57.11	57.33
168	57.89	63.0	62.5	60.6	53.95	56.15	57.73	58.01
169	58.48	63.9	63.2	61.4	54.55	56.77	58.35	58.70
170	59.07	64.7	64.0	62.2	55.14	57.39	58.98	59.38
171	59.66	65.5	65.7	63.0	55.74	58.01	59.60	60.06
172	60.25	66.3	65.5	63.8	56.33	58.63	60.22	60.75
173	60.84	67.1	66.2	64.6	56.93	59.25	60.84	61.43
174	61.43	67.9	66.9	65.4	57.52	59.87	61.46	62.11
175	62.02	68.7	67.7	66.2	58.12	60.49	62.09	62.80
176	62.61	69.5	68.4	67.0	58.71	61.10	62.71	63.48
177	63.20	70.3	69.2	67.8	59.31	61.72	63.33	64.16
178	63.79	71.1	69.9	68.6	59.90	62.34	63.95	64.84
179	64.38	71.9	70.6	69.4	60.50	62.96	64.57	65.33
180	64.97	72.8	71.4	70.2	61.09	63.58	65.20	66.21

우리 나라에는 미국의 표준체중표에 필즈할만한 자료는 아직 없으나 1997년 의료보험공단 건강진단자료를 이용한 연령별 이상체중이 제시되었고(표 1-2), 편법으로 브로카 지수를 사용하고 있지만 신장에 따라 영향을 받는 단점이 있다.

2. 바람직한 체중의 표

미국의 메트로폴리탄생명보험회사(Metropclitan Life Insurance Company)가 1979년에 발표한 '바람직한 체중(desirable weight)'의 표는 현재도 널리 사용되고 있다. <표 1-3>에서와 같이 이 표는 체격의 크기(frame size)에 따라서 다시 3가지 그룹으로 나누어져 있다. 그러나 이 자료가 수집되었을 때는 체격의 크기를 직접 측정하지 않았다. 즉, 인구 전체를 4등분하여 큰 체격의 크기(upper frame size)와 작은 체격의 크기 (lower frame size)는 인구의 상위 1/4과 하위 1/4이고 중간체격은 중앙에 분포하는 나머지 부분을 나타내는 것으로 추정하고 있다.

3. 신체질량지수(Body Mass Index, BMI)

카우프 지수 또는 Quetelet's index라 불리는 신체질량지수(체질량지수)는 신장과 체중을 이용한 지수 중에 체지방량과 관련성이 가장 높아 체지방의 정도를 표준체중보다 비교적 정확하게 반영할 수 있고 매우 간단히 측정할 수 있으며 과체중과 관련이 있는 건강위험도의 평가 및 치료지침으로 사용될 수 있다. 이러한 신체질량지수(BMI)는 다음과 같이 측정한다.

$$\text{신체질량지수(BMI. kg / m}^2) = \text{체중(kg)} \div \text{신장(m}^2)$$

■ 표 1-3 체구에 따른 적정 체중(Ideal Body Weight) ■

여 자				남 자			
신장 cm	작은체구 kg	보통체구 kg	큰 체구 kg	신장 cm	작은체구 kg	보통체구 kg	큰 체구 kg
154.9	52.7	56.1	60.7	142.2	43.2	46.1	50.7
157.5	54.1	57.7	62.0	144.8	44.3	47.3	51.8
160.0	55.4	59.1	63.6	147.3	45.4	48.6	53.2
162.5	56.8	60.4	65.2	149.8	46.8	50.0	54.5
165.1	58.4	52.0	66.8	152.4	48.2	51.4	55.9
167.6	60.2	63.9	68.9	154.9	49.5	52.8	57.3
170.2	62.0	65.9	71.1	157.5	50.9	54.3	58.9
172.7	63.9	67.7	72.9	160.0	52.3	55.9	60.6
175.3	65.9	69.5	74.8	162.5	53.9	57.9	62.5
177.8	67.7	71.6	76.9	165.1	55.7	59.8	64.3
180.3	69.5	73.6	79.1	167.6	57.5	61.6	66.1
182.9	71.4	75.7	81.1	170.3	59.3	63.4	67.9
185.4	73.4	77.7	73.4	172.7	61.4	65.2	70.0
187.9	75.2	80.0	75.7	175.2	63.2	67.0	72.0
190.5	77.0	82.3	87.7	177.8	65.0	68.9	74.1

미국의 National Health and Nutrition Examination Survey와 우리 나라의 국민영양조사에서는 이 체질량지수(BMI)를 이용해서 비만을 판정하고 있다. 서구사회에서 체질량지수에 의한 비만의 정도는 체질량지수가 20 kg/m^2 이하이면 저체중, 20~25 kg/m^{2}이면 정상, 25~30 kg/m^{2}이면 과체중(Grade 1), 30~40 kg/m^{2}이면 비만(Grade 2), 40 kg/m^2 이상(Grade 3)이면 고도 비만으로 나누고 있다. 우리 나라 국민영양조사에서는 비만을 판정하는 기준을 체질량지수 25 kg/m^{2}를 넘을 때로 정하고 있다.

만일 신장이 160 cm이고 체중이 70 kg인 여자가 있다고 하면 이 사람의 체질량지수는 70 ÷ (1.6)^{2}로 계산되어 27.3이 되므로 이 사람은 비만한 것으로 판정된다.

연령이 증가함에 따라 정상적으로 체중이 증가하는 것을 감안할 때 연령별로 바람직한 체질량 지수는 <표 1-4>와 같다.

■ 표 1-4 연령별 적정 신체질량지수(BMI) ■

연령 (세)	19~24	25~34	35~44	45~54	55~65	65 이상
BMI(kg/㎡)	19~24	20~25	21~26	22~27	26~28	24~29

20~39세 사람들을 대상으로 한 연구에서 체질량지수에 의한 사망률 곡선은 U자 혹은 J자 모양을 보여 가장 건강한 상태는 체질량지수가 20~23 kg/m^{2}이며, 25~27 kg/m^{2}일 때는 건강증진을 위한 노력을 해야 하고, 27 kg/m^{2}를 넘을 때는 건강에 대한 위험이 증가하는 것으로 나타났다.

이와 같이 체지방 측정에 유용하게 이용되는 체질량지수가 최근(1998년 8월) 개정되었다. 미국 국립보건원(NIH)이 만든 [엄격한] 기준의 신체충실지수(BMI)가 1998년 8월 17일 미국 연방정부의 승인을 얻어 BMI 수치가 19~25이면 정상, 26 이상은 초과체중, 30 이상은 비만으로 구분하였다. 이에 따라 종전에는 키 160 cm인 여성이 체중 70 kg을 넘어야 초과체중 판정을 받았으나, 새 표준 체중의 상한선은 남녀 구분 없이 같은 키에 66 kg으로 바뀌었다. 미국국립보건원은 체중과 질병의 높은 상관관계때문에 새로운 기준을 설정하였으며, 이는 미국 심장학회가 최근 심장병의 주요인으로 비만을 추가한 것도 이유인 것으로 알려졌다. 그러나 새로운 기준은 지방질과 근육의 구분, 체격의 크고 작음, 남녀 차이를 무시한 도식이며 다이어트에 대한 강박관념을 심어준다는 비판을 받고 있다.

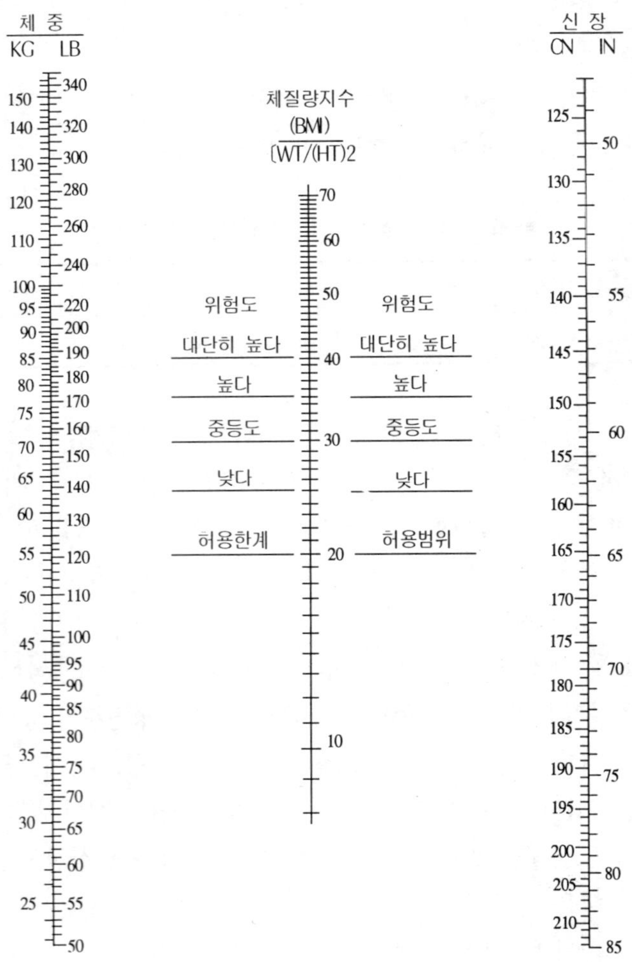

■ 그림 1-2 신체질량지수(BMI)의 모노그램 ■

적정 체질량지수는 연령이 증가하면서 <표 1-4>에서와 같이 약간씩 증가(여성에서는 연령에 따라 조금씩 증가하나 남성에서는 변화 없음)하므로 BMI의 판정기준치는 30대에서 50대까지의 연령층일 때 가장 잘 맞으며 계산기 없이 쉽게 체질량지수와 비만정도를 측정하기 위한 신체질량지수 그림을 이용할 수 있다(그림 1-2). 체질량지수 그림을 이용하여 BMI를 측정하는 방법은 다음과 같다.

① 왼쪽 자에서 자신의 신장을 찾아 오른쪽 자의 자신의 체중과 직선을 긋는다.
② 이 직선이 가운데의 BMI와 만나는 점을 읽는다.
③ BMI가 남자는 27.2, 여자는 26.9 이상이면 비만임을 의심한다.

4. 피부주름두께 측정법(Skinfold Measurement)

피부주름두께를 측정하는 것은 체중과 신장을 이용한 방법보다 좀더 정확히 체지방 함량을 측정할 수 있다. 캘리퍼(caliper)를 사용하여 위팔의 뒤쪽 부위와 어깨뼈 밑부분에서 피부주름두께를 측정하고 그 합으로부터 체밀도를 계산하는 식으로 체지방율을 계산한다. 즉, 다음 6개 부위의 피하지방을 측정하여 측정된 수치와 합에 의해 비만 여부를 판단한다(표 1-5).

■ 표 1-5 피부주름두께 측정법에 의한 결과 ■

분류	좋음	평균	많음	비만
남자	75 이하	75~100	100~140	140 이하
여자	80~95 이하	95~120	120~160	160 이상

① 삼두박근 (주관절과 어깨 중간 부위)
② 견갑하근 (견갑하골의 오목한 부위)
③ 정골 위쪽 (옆구리 위쪽 부위)
④ 대퇴부 (엉덩이와 무릎 중간 부위)
⑤ 복부 (배꼽 위쪽 2 cm 앞 부위)
⑥ 흉부 (유두선과 겨드랑이 중간 부위)

　피부주름두께 측정시 어려운 점은 체지방 추정에 사용되는 공식이 연령·성별·인종의 배경에 따라 다르고 체지방 양이 연령에 따라 증가하는데 비해 피부주름두께 측정치의 합은 연령과 관계없이 일정하다는 것이다.

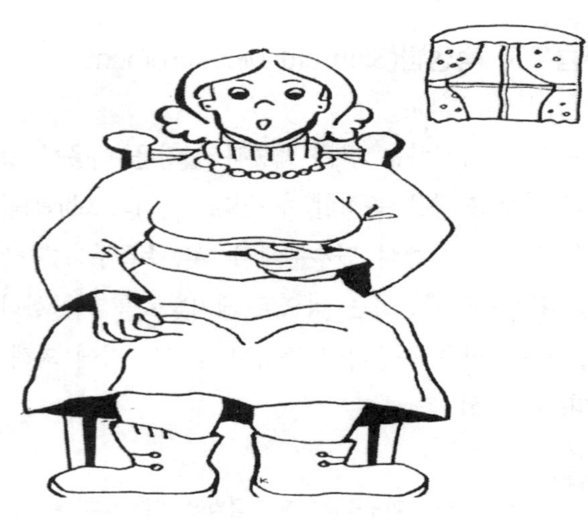

　제 1 장　비만도 측정방법

5. 복위(허리둘레) / 둔위(엉덩이둘레)비
(Android / Gynoid, AGR)

둔부(hip) / 둔위(glutealcircumference)에 대한 허리(waist) / 복위(abdominal circumferrence)는 신체의 부위에 따른 지방분포(regional fat distribution)를 나타내는 지수가 되며, 건강위험도를 나타내는 지표로서 가치가 있다.

배부분에 지방 침착이 많은 복부형 비만은 같은 체질량 지수를 가지더라도 성인병 발생률이 더욱 높다. 복부형 비만을 알아내는 방법은 허리둘레 대 엉덩이둘레의 비율로, 허리둘레를 엉덩이둘레로 나누면 된다. 남자의 경우, 0.8~1.0, 여자의 경우, 0.7~0.85가 정상 범위이고, 비율이 높을수록 복부비만의 정도가 심한 것이다.

복위 / 둔위비(android / gynoid비, AGR) 또는 허리둘레 / 둔부둘레비(waist −hips ratio, WHR)에 대한 그림은 <그림 1−3>과 같다. 허리는 배꼽 위의 가장 날씬한 부위에서 측정하고 둔부는 엉덩이의 최대 돌출 부위에서 측정한다.

복부지방이 과잉침착(AGR 값이 높을 때)일 때 남성형 또는 상반신 비만(android or upper-body obesity)이라고 부른다. 둔부지방의 과잉침착 (AGR 값이 낮을 때)은 여성에서 흔히 볼 수 있는 형태이고, 여성형 또는 하반신 비만(gynoid or lower−body obesity)이라고 부른다.

남성과 여성의 AGR, 즉 WHR이 10%를 초과하면 비만의 정도가 건강을 해칠 수 있는 위험이 높다는 것을 의미한다.

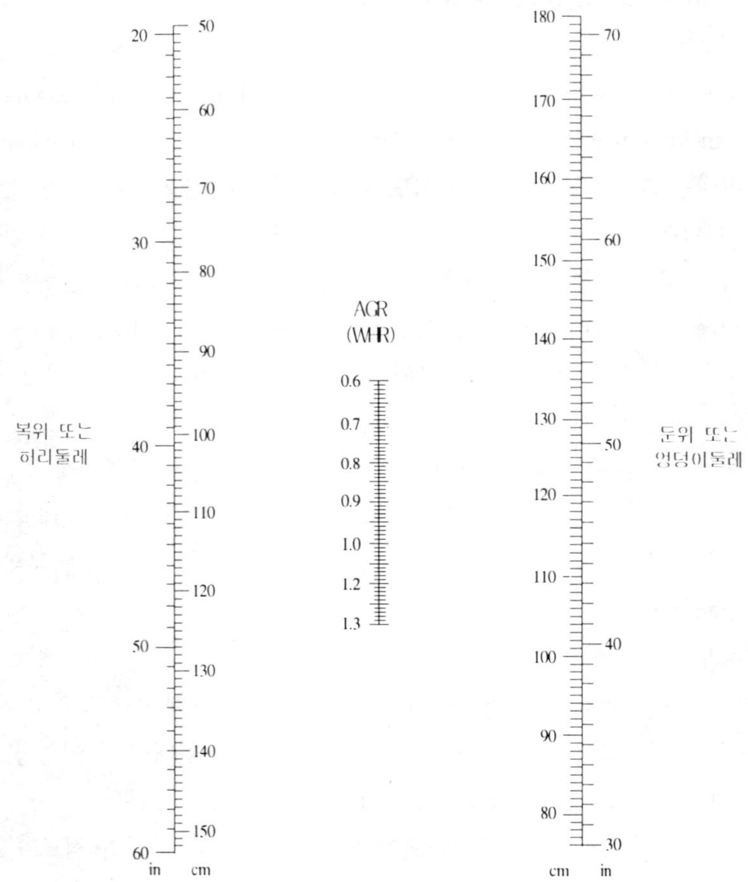

■ 그림 1-3 둔위에 대한 복위의 비율(AGR/WHR)을 추정하는 모노그램 ■

6. 비전문적인 비만측정법

　다음의 방법들은 인터넷 및 여성지에 실려있는 비만 또는 비만을 유발하는 식습관·행동양식을 측정하는 방법들이다. 설문형식으로 되어 있어 쉽고 재미있게 비만 및 바람직하지 않은 생활습관을 측정할 수 있다.

TEST 1

　당신의 비만도를 점검해보자. 진단표(표 1-6)의 각 항목에 '예' 혹은 '아니오'를 기입한 다음, '예'의 수를 세어 보자. Test가 끝나면 '예'의 수를 세어 결과를 비교해 본다. 점검항목 중 '배꼽 옆의 지방이 2cm 이상 잡힌다'하는 것은 배꼽의 피하 지방을 잡아보는 것이 비만이냐 아니냐를 알기 위한 가장 간단한 방법이기 때문이다.

■ 표 1-6 Test 1의 비만 자가 진단표 ■

	예	아니오
배꼽 옆의 지방이 2 cm 이상 잡힌다.	□	□
체중이 신장에서 100을 뺀 숫자보다 많다.	□	□
일어설 때 다리가 아플 때가 있다.	□	□
오랫동안 서 있으면 괴롭다.	□	□
부스럼이 질 난다.	□	□
자주 몸이 나른해신다.	□	□
계단을 올라가면 숨이 차다.	□	□
자주 조는 버릇이 있다.	□	□
수축기 혈압이 140 이상, 확장기 혈압이 90 이상이다.	□	□
밤에 크게 코를 고는 버릇이 있다.	□	□
합　　계	개	개

▶ '예'의 수가 0인 사람 : 비만을 걱정할 필요 없다.

▶ '예'의 수가 1인 사람 : 아직은 괜찮지만 더 이상 살찌지 않도록 조심해
야 한다.

▶ '예'의 수가 2~3인 사람 : 비만의 징조가 있다. 검사를 받는 것이 좋다.

▶ '예'의 수가 4 이상인 사람 : 치료를 받을 필요가 있다.

TEST 2

비만의 원인을 진단하는 것으로 3개의 부분으로 나누어져 있다.

Part - 1. 식성테스트

1. 피시버거와 치즈버거 중 어느 쪽이 더 좋은가? 피시버거 / 치즈버거
2. 페스트리, 과자, 빵을 좋아해서 자주 먹는다. 예 / 아니오
3. 밥에 버터나 마요네즈를 발라서 먹은 적이 있다. 예 / 아니오
4. 고기 넣은 감자조림과 두부조림 중 좋아하는 것은?
   감자조림 / 두부조림
5. 생선은 소금구이보다 양념장을 발라 윤기 나게 구운 쪽이 좋다.
   예 / 아니오
6. 싫어해서 먹지 않는 음식이 3가지 이상이 있다. 예 / 아니오
7. 술 마실 때, 라면이나 김밥으로 마무리한 경우가 많다. 예 / 아니오
8. 케이크나 단 과자에만 눈길이 간다. 예 / 아니오
9. 생선보다 고기요리를 선택한다. 예 / 아니오
10. 냉장고에 주스나 콜라가 들어 있는 경우가 많다. 예 / 아니오
11. 한식보다 이태리 요리 쪽을 좋아한다. 예 / 아니오
12. 배달시켜 먹는다면, 면류 보다 피자를 시킨다. 예 / 아니오
13. 야채요리라면 샐러드나 야채볶음을 먹는다. 예 / 아니오

Part-2. 식습관테스트

1. 항상 하루에 두끼만 먹는다. 예 / 아니오
2. 다른 사람보다 먹는 속도가 **빠른** 편이다. 예 / 아니오
3. 일주일에 두 번 이상 저녁에 외식한다 예 / 아니오
4. '아, 과식했나봐' 하고 후회하는 일이 자주 있다. 예 / 아니오
5. 인스턴트 식품을 종종 이용한다. 예 / 아니오
6. 음식은 거의 남기지 않는다. 예 / 아니오
7. 저녁 식사 후에도 뭔가를 먹거나 마신다. 예 / 아니오
8. 포테토칩이나 초콜릿을 먹기 시작하면 그칠 줄 모른다. 예 / 아니오
9. 이틀에 한 번은 맥주나 와인을 마신다. 예 / 아니오
10. 배가 불러도 아이스크림이나 케이크는 먹을 수 있다. 예 / 아니오
11. 간식을 생략하느니 아침을 굶겠다. 예 / 아니오
12. 스스로 요리를 만드는 일은 거의 없다. 예 / 아니오
13. 식사를 하면서 **TV**를 볼 때가 많다. 예 / 아니오
14. 음식을 접시에 담을 때 일인분씩 / 한꺼번에

Part-3. 성격테스트

1. 방안이 항상 어지럽혀져 있다. 예 / 아니오
2. 거르지 않고 보는 심야 방송 프로그램이 있다. 예 / 아니오
3. 걸어서 15분 정도 걸리는 거리는 차를 이용한다. 예 / 아니오
4. 휴일에는 집에서 아무 생각 없이 푹 쉬고 싶다. 예 / 아니오
5. 계단을 오를 때 숨이 가쁘다. 여 / 아니오
6. 세탁물이나 설거지를 태연하게 쌓아둔다. 예 / 아니오
7. 여러 종류의 다이어트를 해본 적이 있다. 예 / 아니오
8. 이번 일주일간 땀을 흘릴 정도의 운동은 하고 있지 않다. 예 / 아니오

 9. 기상, 취침, 식사 등 하루 생활에 규칙이 없다. 예 / 아니오
10. 쇼핑할 때는 이것저것 망설이는 편이다. 예 / 아니오
11. 무심결에 편하고 펑퍼짐한 옷을 골라 버린다. 예 / 아니오
12. 다른 사람보다 걸음이 빠르다. 예 / 아니오
13. 단 음식이나 술로 스트레스를 푼 경험이 있다. 예 / 아니오
14. 호기심과 인내력 중에 어느 쪽이 더 강한가? 호기심 / 인내력
15. 먹는 데보다 치장하는 데 쓰는 돈이 덜 아깝다. 예 / 아니오

■ 표 1-7 Test 2의 결과표 ■

테 스 트	평 가 방 법
식 성 테스트	A가 6개 미만이면 "가", 6개 이상이면 "나"
식습관 테스트	A가 6개 미만이면 "가", 6개 이상이면 "나"
성 격 테스트	A가 8개 미만이면 "가", 8개 이상이면 "나"

평 가 내 용	비 만 정 도	비 만 유 형
"가"가 3개이고, "나"가 0개	살찔 가능성 25%	그럭저럭 안심
"가"가 2개이고, "나"가 1개	살찔 가능성 50%	안심할 수 없는 경계선
"가"가 1개이고, "나"가 2개	살찔 가능성 70%	위험 수위
"가"가 0개이고, "나"가 3개	살찔 가능성 100%	절망적임

☞ **진단**

식성테스트에서 '예'가 많은 사람은 열량이 많은 음식을 좋아하는 경향이 있다. 더구나 이런 기호 식품들은 열량균형을 무너뜨리기 쉬우며 장래 성인병 발생도 우려된다. 식품이나 요리에 흥미를 갖고서 몸에 좋은 것을 먹도록 한다.

식습관테스트에서 '예'라는 대답을 많이 한 사람은 식생활 전체가 흐트러져 있다. 식생활이 불규칙적으로 되면 살이 찌는 경향이 높아진

다. 게다가 살이 찌면, 무리한 다이어트에 도전해서 다시 식생활이 문
란해지는 악순환이 연속된다. 무엇보다도, 아침식사를 거르는 것을 피
하고 하루 세끼를 꼭 먹는다든지, 다른 일을 하면서 식사를 하는 버릇
을 고친다는 등의 목표를 세워 식생활 개선을 하도록 한다.

성격테스테에서 '예'가 많은 사람은 성격적으로 루즈한 사람으로 정
신적으로 약한 면을 가지고 있다. '예'가 8개 이상이라면 살찌기 쉬운
경향이 있다. 빠릿빠릿하게 몸을 움직이는 일은 소비열량을 늘리는 것
과도 관련이 있으며 기분전환을 해 나가는 적극적인 자세는 식생활 전
반에 좋은 영향을 끼친다. 1~3에서 '예'라고 나온 사람은 특별히 주의
해야 한다.

<표 1-7>의 결과표에서 각 테스트의 해당 항목의 몇 군데에 체크를
했는지 세어본다. 분류를 통해 나뉜 네 가지 유형으로 자신을 진단해
보자.

그럭저럭 안심

살찔 경향은 적고, 지금 현재도 뚱뚱하지 않다. 다이어트나 건강 정보에 관심이 높고,
그것을 실행에 옮길 의지를 가지고 있는 우등생이다. 단, 방심은 금물이다. 각 테스트
에서 '예'가 4개 정도라면 커트라인에는 걸리지 않지만, 안심할 수 없다. 체질 개선의
비법을 마스터해서 완전한 안심 타입이 되도록 하자. 단, 이런 유형은 성실한 사람이
많기 때문에 너무 심하게 몰입해 버리는 경향이 있는데, 부자연스러운 다이어트가 되
어 버리지 않도록 하자.

안심할 수 없는 경계선

새삼스럽게 지금 새로 배우지 않더라도 다이어트 방법에는 도가 터 있다. 수차례나
도전해 본 경험도 있다. 하지만 결과적으로 체중이 하강선을 그리지 않는다고 하는
사람이 많은 것이 이 유형이다. 다시 한 번 겸허한 기분으로 식생활이나 생활 태도
등을 체크하자. 어느 정도의 노하우에 대해서는 공부를 마친 당신이기 때문에 이해는
빠르게 될 것이다. 다음에 할 일은 초조해 하지 말고 착실하게 실행한다.

살찌는 체질로 꽤 많은 진전이 되어 있다. 세세한 일에 얽매이고 싶어하지 않는 유형으로 다이어트를 할 때에도 가능하면 고생하고 싶지 않다는 좀 뻔뻔스러운 유형. 무사태평한 타입으로 느긋해 하는 것은 좋지만 다이어트에 있어서 약간은 초조해 해는 편이 좋지 않을까? 특히 성격테스트에서 '예'가 지금보다 적어지도록 한다. TV를 보면서 또는 사람들에게 이끌려 먹어 버리는 우유부단한 태도에는 주의를 하도록 한다.

살찌는 체질이 되어 버렸다. 지금 곧 식품 기호와 식생활을 고치고 이 책을 숙독하자. 하지만 절망 유형이라고 해도 비관할 필요는 없다. 당신의 경우, 살쪄 있기 때문에 2~3점만 개선하면 체중이 빠지기 때문이다. 반대로 현재 그다지 살쪄 있지 않다고 해도 방심해서는 안 된다. 눈 깜짝할 사이에 살쪄 버릴 가능성이 크다.

TEST 3

사회가 다변화되고 문명이 발달할수록 인간이 받는 스트레스도 이전보다 훨씬 다양해지고 있다. 운동부족, 부적절한 식생활, 지나친 스트레스야말로 성인병을 일으키는 3대 요인 중 하나이다. 각 문항 예문 가운데 한 가지를 선택, 종합점수를 준 다음 평가표를 찾아보자. 1은 1점, 2는 2점, 3은 3점이다.

Part-1. 식생활

1. 당신의 하루 식사 습관은?
   ① 불규칙적이다.　　　　② 아침식사를 자주 거른다.
   ③ 규칙적이다.
2. 당신의 외식횟수는?
   ① 일주일에 4회 이상　　② 1주일에 2~3회 정도
   ③ 거의 하지 않는다.

3. 지방질이 포함된 음식은 어느 정도 먹는가?
   ① 자주 먹는다.　　　　　　② 1주일에 2~3회 정도
   ③ 거의 먹지 않는다.

4. 염분 섭취량은 어느 정도인가?
   ① 짜게 먹는 편이다.　　　　② 적당히 섭취한다.
   ③ 거의 먹지 않는다.

5. 당분 섭취량은 어느 정도인가?
   ① 많이 먹는 편이다.　　　　② 보통이다.
   ③ 거의 사용하지 않는다.

6. 인스턴트 식품의 섭취량은 어느 정도인가?
   ① 자주 먹는 편이다.　　　　② 보통으로 먹는다.
   ③ 거의 먹지 않는다.

7. 과일이나 야채는 어느 정도 마시는가?
   ① 자주 먹는 편이다.　　　　② 보통으로 먹는다.
   ③ 거의 먹지 않는다.

8. 커피나 홍차는 어느 정도로 마시는가?
   ① 7~8잔 정도는 보통이다.　　② 하루에 3~4잔 마시는 편이다.
   ③ 하루에 1~2잔 정도 마시는 편이다.

9. 당신의 주량은 어느 정도(소주 기준)인가?
   ① 2홉 이상　　　　　　　　② 2홉 이하
   ③ 전혀 마시지 않는다.

10. 1일 흡연량은 ?
    ① 한 갑 이상 피운다.　　　② 한 갑 이하 피운다.
    ③ 피우지 않는다.

Part-2. 운동

1. 당신의 보행속도는?
   ① 느린 편이다.　　　　　　② 보통이다.
   ③ 빠른 편이다.

2. 당신은 휴일을 어떻게 보내는가?
   ① TV를 보거나 누워서 지낸다.
   ② 산책이나 쇼핑을 위해 외출한다.
   ③ 등산, 테니스 등 운동을 한다.

3. 당신의 직업은?
   ① 책상 앞에 앉아서 하는 정신노동이다.
   ② 앉거나 서서 하는 동적인 노동이다.
   ③ 심한 육체적 노동을 필요로 한다.

4. 당신은 출퇴근때 무엇을 이용하나?
   ① 자가용이나 택시를 이용한다.
   ② 버스나 전철 등 대중교통수단을 이용한다.
   ③ 걸어서 다닌다

5. 당신의 운동량은 어느 정도인가?
   ① 거의 하지 않는다.　　　　② 월 3~4회 정도 한다.
   ③ 주 3~4회 정도 한다.

6. 당신의 1회 운동 시간은?
   ① 10분 이하　　　　　　　② 10~20분
   ③ 20~30분

7. 계단을 오르내릴 때 당신의 몸은 어떤가?
   ① 몹시 숨이 차다.　　　　　② 발걸음이 무겁다.
   ③ 전혀 피로를 느끼지 않는다.

8. 등산, 낚시 등을 하고 난 후 당신의 피로도는?

　① 다음날까지 계속된다. 　　② 운동량에 따라 다르다.

　③ 전혀 피로하지 않다.

9. 휴식하고 있을 때 분당 심장박동수는?

　① 80회 이상 　　② 60~80회 정도

　③ 60회 이상

10. 운동할 때 심폐지구력, 근력, 유연성 등의 고려는?

　① 전혀 하지 않는다. 　　② 일부만 한다.

　③ 모두 고려한다.

Part-3. 스트레스

1. 평소의 기분은 어떤 상태인가?

　① 우울하고 불만스럽다. 　　② 가끔 우울할 때가 있다.

　③ 언제나 즐거운 기분이다.

2. 어떤 일이 자기 뜻대로 되지 않았을 때는?

　① 금방 화가 치민다. 　　② 때로 화를 내는 편이다.

　③ 침착하게 대처한다.

3. 평소 대화태도는?

　① 공격적이거나 상대방을 끝까지 설득시키려든다.

　② 입장을 분명히 밝힌다.

　③ 상대방 이야기를 끝까지 듣는다.

4. 장래에 대한 생각은?

　① 매우 불안하다. 　　② 약간 불안하다.

　③ 전혀 불안하지 않다.

5. 당신에게 일이 맡겨졌을 때는?

　① 가능하면 빨리 끝낸다. 　　② 적당히 끝낸다.

　③ 시간이 걸려도 신중히 처리한다.

6. 당신은 시간에 쫓겨 사는 편인가?
　①가끔 그러는 편이다.　　②항상 쫓기며 산다.
　③항상 시간이 남아돈다
7. 상대방이 약속시간에 늦을 때?
　①화를 벌컥 낸다.　　②늦은 이유를 묻는다.
　③별로 신경 쓰지 않는다.
8. 당신의 휴식시간은 어느 정도인가?
　①시간이 없다.　　②약간 있다.
　③충분히 쉬고 있다.
9. 당신은 취미생활을 하고 있는가?
　①취미생활에 관심 없다.　　②지금부터라도 할 생각이다.
　③취미생활을 하고 있다.

☞ 결과진단표

▶ 29～50점 : 당신의 몸매는 엉망진창이다. 지금 당장 생활태도를 바꾸라.

▶ 51～71점 : 더 적극적인 생활태도가 필요하다. 이대로는 비만증의 가능
　　　　　　성이 있다.

▶ 71～87점 : 매우 모범적인 생활태도이다. 계속 유지하도록.

TEST 4

　비만의 원인을 진단하는 것으로 역시 6개의 부분으로 나누어져 있
다. 각각의 부분마다 '예'의 개수를 세어 <표 1-8>의 결과와 비교해
보자.

Part-1.

1. 좋아하는 음식을 밤에 집중적으로 먹는다. 예 / 아니오
2. 초조할 때나 불안할 때 마구 먹는다. 예 / 아니오
3. 실연한 후 혹은, 이혼한 후에 맹렬히 먹어본 적이 있다. 예 / 아니오
4. 깊은 밤, 가족이 모두 잠든 뒤에 살그머니 나와 먹은 일이 있다.
   예 / 아니오
5. 음식을 먹은 후에 토해 낸 일이 있다. 예 / 아니오
6. 저녁마다 누군가를 만나서 술을 마시지 않고는 견디지 못한다.
   예 / 아니오
7. 때때로 비정상적인 식욕을 느끼는 일이 있다. 예 / 아니오
8. 포테토칩이나 과자 한 봉지 정도는 단숨에 먹는다. 예 / 아니오
9. 배가 가득 찰 때까지 먹지 않으면 만족스럽지 않다. 예 / 아니오

Part-2.

1. 저녁을 먹고서도 늦게 귀가한 가족과 함께 식사를 또 한다.
   예 / 아니오
2. 배가 고프지 않아도 맛있는 것이 있으면 무심코 먹는다.
   예 / 아니오
3. 스낵, 과자 따위를 먹기 시작하면 도중에 그만두지 못한다.
   예 / 아니오
4. 밤을 세울 때 야식을 먹는 일이 많다. 예 / 아니오
5. 저녁 식사 후, 무언가를 먹으면서 텔레비전을 보는 일이 많다.
   예 / 아니오
6. 국수 같은 밀가루 음식이나 햄버거, 아이스크림 등을 좋아한다.
   예 / 아니오

7. 먹을수록 식욕이 솟아 얼마든지 먹을 수 있을 것 같다. 예 / 아니오
8. 영양의 균형은 생각하지 않고 좋아하는 것만 골라 산다.
   예 / 아니오
9. 잘 씹지 않고 꿀꺽 삼키는 일이 많다. 예 / 아니오
10. 먹는 속도가 빠르다. 예 / 아니오
11. 날마다 거르지 않고 간식을 먹는다. 예 / 아니오

Part-3.

1. 아침 식사를 거르거나, 살을 빼기 위해 식사를 거르는 일이 있다.
   예 / 아니오
2. 식사시간이 일정하지 않다. 예 / 아니오
3. 점심 식사 후 낮잠을 자는 일이 많다. 예 / 아니오
4. 과일을 몹시 좋아해서 식사 대신 과일을 먹는 일이 종종 있다.
   예 / 아니오
5. 하루에 사과 한 개만 먹겠다는 식의 다이어트를 하고 있다.
   예 / 아니오
6. 밥이나 유지류가 전혀 포함되지 않은 식사를 계속한 적이 있다.
   예 / 아니오
7. 다이어트를 하는데도 여간해서 살이 빠지지 않는다. 예 / 아니오

Part-4.

1. 평상시 거의 운동하는 일이 없다. 예 / 아니오
2. 계속해오던 스포츠를 최근에 중단했다. 예 / 아니오
3. 친구들과 함께 걸으면 언제나 맨 꼴지, 걷는 속도가 느리다.
   예 / 아니오
4. 걷는 것이 싫어서 대체로 택시를 이용한다. 예 / 아니오

5. 출퇴근 시간에나 몸을 움직일 뿐이다. 예 / 아니오
6. 걸을 만한 거리도 가능하면 자동차를 이용한다. 예 / 아니오
7. 외출하는 것이 귀찮아 집에 누워서 뒹군다. 예 / 아니오
8. 백화점에서는 반드시 에스컬레이터나 엘리베이터를 이용한다.
   예 / 아니오

Part-5.

1. 부모가 모두 뚱뚱하다. 예 / 아니오
2. 뚱뚱한 어머니와 좋아하는 음식이 같다. 예 / 아니오
3. 친척 중에 체중 100 kg 이상의 비만자가 있다. 예 / 아니오
4. 가족의 반 수 이상이 뚱뚱하다. 예 / 아니오
5. 어머니와 살찐 상태가 똑같다. 예 / 아니오

Part-6.

1. 초등학생 시절부터 약간 뚱뚱했던 편이다. 예 / 아니오
2. 어릴 때 철봉이 질색이었다. 예 / 아니오
3. 어릴 때 동작이 굼뜨다는 말을 들었다. 예 / 아니오
4. 어릴 때 달리기를 아주 못했다. 예 / 아니오
5. 사춘기 무렵에 꽤 뚱뚱했다. 예 / 아니오
6. 아기였을 때 상당히 통통했다. 예 / 아니오
7. 태어날 때 3.5 kg 이상이었다. 예 / 아니오

Part-7.

1. 신경안정제를 먹고 있다. 예 / 아니오
2. 알레르기 약이나 스테로이드 제를 투여하고 있다. 예 / 아니오
3. 피임약을 먹고 있다. 예 / 아니오

■ 표 1-8 Test 4의 결과표 ■

테스트	"예"의 갯수	원인별 비만유형
1	6개 이상	밤에 마구 먹는 스트레스형 비만
2	7개 이상	자기도 모르게 많이 먹는 과식형 비만
3	4개 이상	식사 방법이 잘못된 오식형 비만
4	6개 이상	움직이기 싫어하는 운동부족형 비만
5	1개 이상	피는 속일 수 없는 유전형 비만
6	1개 이상	어려서부터 뚱뚱한 소아 비만
7	1개 이상	피임약 등에 의한 약물 부작용

TEST 5

체형을 보면 식습관이 보인다. 흐트러진 체형은 젊음과 건강을 위협하는 좋지 않은 식생활의 단면을 그대로 보여준다. 몸매 관리를 하려는 사람들은 대개 음식물의 양이나 열량에만 신경을 쓰기 쉽다. 그러나 오랜 기간에 걸쳐 얻어진 나쁜 습관을 고치는 것도 다이어트를 하는데 빠뜨려서는 안 될 중요한 요소 가운데 하나이다. 건강하고 발랄한 몸매를 유지하고 싶다면 다이어트나 미용체조를 열심히 하는 것보다 먼저 잘못된 식생활을 개선해야 한다. 다음의 테스트 결과에 따라 자신의 체형을 확인하고, 자신도 모르게 체득된 식습관을 체크해 본다 (표 1-9).

체크 항목에서 H가 많은 사람은 허리가 굵은 체형, C가 많은 사람은 아랫배가 나온 체형, N이 많으면 등이 굽은 체형에 해당한다. W기호는 두 배라는 의미다. 현재는 체형이 흐트러지지 않았어도 지금과 같은 식생활을 계속하면 위험하다.

■ 표 1-9　Test 5의 진단표 ■

체형	허리가 굵다	H
	위(胃)와 허리가 나왔다	WH
	아랫배가 나왔다	C
	배 전체가 나왔다	WC
	등이 굽었다	N
	등이 굽고 아랫배가 나왔다	WN
피부상태	종기와 여드름이 자주 난다	H
	사마귀가 생겼다	WH
	잔주름이 많다	C
	기미가 자주 생긴다	N
무발상태	탈모가 많다	H
	미리카락이 가늘고 힘이 없다	C
	두발에 윤기가 없다	N
식욕	식욕이 있다	H
	아침식사는 먹을 수가 없다(먹고 싶지 않다)	C
	식욕이 고르지 못하다	N
배변상태	자주 변비가 온다	H
	변이 딱딱하고 동글동글하다	WH
	자주 설사를 한다	C
	변이 가늘고 부드럽다	WC
	내개 정상	N
	변비였다가 설사를 한다	WN

진단

지금의 식생활을 계속하면 성인병의 지름길이다. 이 체형이라고 생각하는 사람은 다음 질문 중에 몇 가지에 해당하는지 체크해 본다.

① 야식을 하는 습관이 있다.
② 빨리 먹는다.
③ 1주일에 3회 이상 튀긴 음식을 먹는다.
④ 디저트로는 단 것이 좋다
⑤ 잘 씹지 않고 먹는다.
⑥ 지극이 강한 것이 좋다.
⑦ 커피를 하루에 두 잔 이상 마신다.

이 가운데 해당 사항이 5개 이상인 사람은 바로 식습관을 개선하지 않으면 장래 고혈압과 당뇨병 등의 성인병이 염려된다. 4개 정도라면 식습관만 바꿔주면 수개월 후엔 체형 개선이 가능하다. 특히 지방분이 적고 식물성유가 많은 것, 또는 몸을 차게 하는 음식과 잘 씹지 않으면 먹기가 힘든 것을 섭취하는 것이 좋다. 또 맛은 강한 것보다 약하게 조리하고, 생강이나 마늘 같은 향신료는 식욕을 돋구므로 멀리하고 그 내신 지방대사를 촉진하는 식초와 같은 신맛이 강한 것을 많이 섭취한다. 피망, 파, 양파, 마늘, 당근, 버섯, 참치의 지방분, 연어알, 떡, 고추, 팥밥, 토스트 등은 피하는 것이 좋다.

체중도 그다지 많이 나가지 않고 오히려 마른 형이며, 허리는 가는데 아랫배부터 힙 주위에 지방이 많은 체형이다. 이러한 체형인 사람은 내장이 밑으로 처진 경우가 많고 그 때문에 자세가 나쁘거나 위장 활동이 저하돼 빈혈과 저혈압으로 고생하는 일이 많다. 보통 스태미나가 없어서 얼굴색이 좋지 않고 연령보다 늙어 보인다. 이 체형인지 아닌지 체크하는 항목은 다음 6가지이다.

① 신 것을 하루에 한 개는 먹는다.
② 식초를 넣은 음식이 좋다.
③ 차와 주스 등을 많이 마신다.
④ 밀감과 오렌지가 좋다.
⑤ 소화에 나쁜 음식을 즐겨 먹는다.
⑥ 자주 날계란을 밥에 비벼 먹는다.

역시 해당하는 것이 5개 이상이면 식생활을 개선할 필요가 있다. 4개까지는 노력에 따라 수개월 내에 체형을 바꿀 수 있다. 아랫배가 나온 체형인 경우는 보통 내장 하수가 많으므로 피로 등으로 혈액순환이 나빠지면 손발이 붓고 내장이 차가워져서 활동이 나빠지기 쉽다. 따라서 소화가 잘 되고 몸이 따뜻해지는 식품을 적극 섭취한다. 향신료를 듬뿍 넣어 식욕을 돋구는 메뉴를 연구하고, 특히 생강을 불에 익히면 몸을 따뜻하게 하는 작용을 하므로 고기와 야채를 볶을 때 납작하게 썰어 먼저 볶아 사용한다. 또 후추에도 위를 따뜻하게 하고 소화력을 높이는 작용이 있으므로 적당히 이용한다. 배추, 죽순, 두부, 보약, 레몬, 토마토, 오징어, 문어, 국수 등은 피하는 것이 좋다.

N이 많은 사람(등이 굽은 체형)

이 체형은 상반신이 앞으로 쏠려 있고 목부터 등의 라인이 동그랗게 되어 군살이 낀 것처럼 보인다. 이러한 체형은 보통 잘못된 식습관과 식생활 때문에 생기므로 조기에 발견하여 식생활을 바꾸면 건강한 체형으로 비교적 쉽게 돌아갈 수 있다. 등이 굽은 체형은 다음과 같은 음식과 식습관을 가지고 있음에 틀림없다.

① 달고 매운 요리가 좋다
② 향신료를 많이 사용한 요리가 좋다.
③ 파, 마늘 등 향신료를 많이 먹는다.
④ 빵은 반드시 토스트해서 먹는다.
⑤ 스튜보다 구운 고기가 좋다.
⑥ 커피 없이는 견딜 수가 없다.
⑦ 재료에 자주 마늘을 사용한다.
⑧ 생선회에 와사비를 듬뿍 찍는다.

표시한 항목이 5개 이상인 사람은 지금 당장 식생활을 개선해야 한다. 항상 맛을 약하게 해서 먹는 것을 명심하고 향신료, 향신 야채 등을 덜하는 것이 좋다. 한편 이 체형의 사람은 신경질적이고 스트레스를 받기 쉬운 타입이 많으므로 신경 밸런스에 좋은 녹황색 채소와 야채, 콩, 조개류 등을 많이 먹는다. 또한 등이 굽고 마른 사람은 위장이 약한 경우가 많으므로 소화에 좋은 음식을 섭취한다. 양파, 파, 고추, 피망, 깻잎 등은 피하는 것이 좋으나 어육류와 주식은 특별히 금하지 않아도 된다.

TEST 6

아름다운 몸매의 조건은? 다른 부위는 괜찮은데 배만 좀 나온 사람이 있다면 체중을 줄이기 위해 다이어트를 하기보다는 부분적인 군살을 빼 줄 수 있는 운동을 하는 편이 아름다운 몸매를 가꾸는 비결이다. 아름다운 몸매는 나이에 따라 조금씩 달라지기도 한다. 여성은 출산을 전환점으로 하여 체형이 다소 변하게 마련이다. 출산을 해보지 않은 20대의 몸매를 무리하게 고집하는 것은 현명하지 않다. 그러나 이해를 돕기 위해 20대 연령을 하나의 예로 삼아 일반적으로 이상적인 신체 사이즈의 비율(프로포션)을 제시해 보았다(표 1-10). 20대 여성의 이상적인 몸매계산법은 다음과 같다.

① 체　　　중 : 신장(cm) － 112,
② 가 슴 둘 레 : 신장(cm) × 0.53
③ 가슴밑둘레 : 신장(cm) × 0.432
④ 허 리 둘 레 : 신장(cm) × 0.37
⑤ 배 　둘 　레 : 신장(cm) × 0.457
⑥ 엉덩이둘레 : 신장(cm) × 0.542
⑦ 허벅지둘레 : 신장(cm) × 0.27 ＋ 7.8
⑧ 종아리둘레 : 28～34 cm
⑨ 발 목 둘 레 : 19～22 cm

■ 표 1-10　20대～40대 여성의 이상적인 신체사이즈의 비율 ■

부위 ＼ 연령	20대	30대	40대
신　장	158.4	157.3	155.1
가　슴	81.6	82.2	85.8
허　리	64.5	67.1	71.6
엉덩이	87.8	88.4	90.3
배	78.7	81.0	86.0
체　중	50.0	50.5	53.6

제 2 장

체중감량방법

식생활이 서구화되면서 마른 사람이 건강이나 미(美)의 기준이 되었으며, 이런 견해는 많은 여성들에게 지배적이다. 이런 탓인지 의학적으로 볼 때 비만이라고 할 수 없는 젊은 여성들까지 살을 빼려고 옳지 못한 다이어트를 함으로써 빈혈, 생리불순, 변비를 초래하고, 쉽게 피로를 느낄 뿐만 아니라 때로는 비만에 대한 공포가 커져서 거식증이나 탐식증이 되는 경우가 있고, 무조건 살을 빼기 위해 식사를 거르거나 식욕억제제, 이뇨제 등을 장기 복용하여 약물에 중독되거나, 구토, 어지럼증 등 각종 부작용을 일으키고 심지어는 사망까지 이르는 사례가 빈번하다.

이와 같은 무분별한 다이어트 외에 비만을 치료하는 방법에는 약물요법, 수술, 생활환경과 식습관의 변화, 운동 및 식사요법 등이 있으나 비만자의 상태에 따라서 적절한 조치를 취해야 하며 모든 비만증 환자에게 똑같은 방식이 적용될 수는 없다. 특별한 경우를 제외하고는 운동과 식사요법이 가장 흔히 권장되는 방법이나 비만자 자신의 굳은 의지 없이는 불가능하다.

비만은 제1장에서 전술한 바와 같이 극심한 비만, 중정도의 비만 및 보통의 비만으로 나눌 수 있으며 이들의 치료법은 각기 다르다. 극심한 비만은 표준 체중의 2배, 즉 비만도가 +100% 이상인 사람을 말하며 이들은 의료진의 도움을 받아 수술 등을 시행해야 한다. 중정도의 비만은 비만도가 +41~100%인 사람으로 의료진의 도움을 받아 식행동의 수정과 함께 극심한 열량제한식을 시행하면 비만을 치료할 수 있다. 보통의 비만은 +20~40% 정도의 비만도를 나타내는 사람으로서 전체 비만자의 90% 이상을 차지하고 있으므로 흔히 이야기하는 체중조절법은 이러한 비만자를 대상으로 하는 것이다.

저열량식 또는 열량제한식은 축적된 여분의 지방을 감소시키면서 체중을 줄이는데 목적이 있으므로 체단백질의 손실이나 영양상의 문제가 야기되지 않도록 주의를 기울여야 한다.

그러나 비만증의 치료는 다른 만성병의 치료처럼 치료가 끝나도 항구적인 개선결과를 가져오지 않는다. 많은 비만증의 치료는 비만에 수반되는 증상의 경감과 완화를 희구하는 것이지 골절의 치료나 맹장 수술처럼 완치를 기대하는 것은 아니다.

재발의 경향, 즉 감량된 체중이 다시 증가되는 것은 비만증 치료시 나타나는 '냉정한 현실'로 특정한 치료계획에 따라서 체중을 감량한 사람 중의 상당수는 감량 상태의 유지에 실패한다. 감량에 성공하리라는 사람을 미리 정하는 방법은 다음과 같다. 즉, 첫 1주간 정도의 감량 프로그램(weight-loss program)에 참가하는 빈도와 규칙성, 자기자신은 체중을 조절할 수 있다는 신념이다. 즉, 감량시(비만증의 치료)의 기본요건은 감량에 대한 동기와 정신적 안정 및 음(-)의 열량균형이다.

따라서 2장에서는 일반적으로 알려져 있는 비만증의 치료방법(감량 방법)에 대해 식이요법과 비(非)식이요법으로 크게 나누어 기재하였다. 이는 음(-)의 열량 균형을 이루기 위해서는 소비열량을 증가시키던가, 섭취열량을 줄여야하기 때문이다. 즉, 소비열량의 증가는 비(非)식이요법을 통해 이룰 수 있고, 섭취열량의 감소는 식이요법을 통해 이룰 수 있다.

제 1 절　식이요법

식이요법의 목표는 건강을 증진시키고, 합병증의 위험을 지속적으로 감소시킬 수 있는 수준으로 체지방을 줄이는 것이다. 임의의 체중표나 체중감소 속도보다는 혈당, 지질, 혈압과 같이 기능적으로 중요한 자료를 기초로 하여 개별적인 목표를 세워야 한다. 식품 선택 및 식사행동과 관련된 습관을 변화시켜 체중감소가 장기간 유지되도록 치료의 방

향을 설정해야한다. 즉, 식이요법으로는 식품선택의 질적 변화, 식사－
간식 습관의 변화, 열량 제한을 위한 음식량의 제한 등을 들 수 있는
데, 개인적인 상황이나 이전의 식사 습관에 따라 이들 중 한가지 또는
그 이상에 중점을 둘 수 있다.

고복합당질, 저지방식은 상대적으로 섬유소와 음식의 용량이 늘어나
므로 포만감이 증가되기 때문에 이것이 식이요법의 기본적 사항이 될
수 있다. 술, 설탕이 많이 든 식품, 지방이 닳이 든 식품을 완전히 제한
할 필요는 없으나, 일반적으로 그 섭취량과 섭취빈도를 줄여야 한다.
인공감미료를 포함한 다이어트 식품은 굳이 장려할 필요도, 금지할 필
요도 없다. 다만 그 열량가나 개인별 식사 이용 정도에 따라 그 활용이
달라질 수 있다. 일부 환자들의 경우에는 섭취하고 있는 열량을 재분배
하는 데에 중점을 두어야 한다. 규칙적인 식사습관은 불규칙한 식사 습
관이나 잦은 간식 습관보다 섭취량을 조절하는데 도움이 된다.

마구먹기(탐식증)의 경험이 있는 환자는 에너지를 하루종일 골고루
균등하게 나누어 먹는 것이 좋은데, 특히 굶은 후에 마구먹기를 했다면
더욱 그렇다. 야식증후군(Night eating syndrome) 환자나 저녁에 하루 섭
취 에너지의 대부분을 섭취하는 사람은 야식 먹는 습관을 계속 유지하
면서 열량을 줄이기보다는 1일 3식을 습관화하면서 신체활동(운동)을
점차 증가시키는 것이 좋다.

심한 열량제한식이보다 중정도의 열량제한식이가 기초대사율의 감소,
식욕조절의 변화, 음의 질소평형, 전해질 불균형, 체액균형의 변화와 같
은 바람직하지 않은 대사적 적응증을 줄일 수 있다. 더욱이 열량제한을
반복하게 되면, 열량제한을 다시 할 땐 특히 대사율 등에 있어서 생리적
적응능력이 증가된다. 열량감소 후에 하게 되는 과식과 마구먹기 즉, 식
이제한자증후군(Restrained eater syndrome)과 더불어 대사율 감소에 따른
문제들로 인하여 식이조절을 하는 사람 중 많은 사람들이 추가적 체중

증감을 경험하게 된다. 일반적으로 800 kcal 이하의 초저열량식은 별로 처방되지 않는데, 이는 생명을 위협하는 심각한 비만증을 치료하기 위하여 체중을 급격히 줄여야 하는 극단적인 상황일 때에만 사용된다.

열량을 심하게 제한하는 식사(특히 당질 제한)는 종종 케톤증, 이뇨, 탈수와 나트륨·칼륨·칼슘·인·마그네슘 및 기타 필수적인 성분 결핍의 원인이 된다. 심한 열량제한식이를 하는 동안, 특히 다시 식사를 하게 될 때에는 전해질 불균형과 심장 부정맥의 위험이 따른다. 저열량식(1,200 kcal 이하 또는 체중을 유지하는데 필요한 에너지의 50~60%의 식사)은 초저열량식처럼 급박한 위험은 없지만 원하지 않는 대사적 적응증이 생길 수 있다. 또한 초저열량식처럼 저열량식도 장기적인 성공률이 확실한 편은 아니다. 그러나 체중 감량시에는 식이요법이 주(主) 치료방법인 것은 확실하다.

1. 식이요법을 실시하기 위한 기초 영양상식

비만을 해결하기 위해 식이조절을 할 때 무조건 식사량을 조절한다고 비만 치료에 성공할 수 있는 것은 아니다. 영양의 균형을 깨지 않으면서 음식을 고르게 섭취해야 건강을 해치지 않고 비만을 해결할 수 있다. 성공적인 다이어트를 위해 꼭 알아 두어야할 영양 상식을 알아보자.

1) 영양소

식품성분 중 열량원으로 사용되는 것은 탄수화물(당질), 단백질, 지방(지질)이며 이 3가지를 열량영양소라 한다.

(1) 탄수화물(당질)

1 g 당 4 kcal의 열량을 내는 탄수화물은 열량의 중요한 공급원으로 구조가 단순하여 체내에서 쉽게 흡수되는 간순당과 복잡한 구조로 소화흡수에 시간이 걸리는 복합당으로 분류된다. 과일이나 아이스크림, 꿀 등에 들어 있는 탄수화물은 과당, 설탕, 포도당 등의 단순당이므로 열량만을 낸다. 따라서 이러한 식품을 먹으면 일시적인 공복감을 없앨 수 있지만, 인슐린 분비를 촉진시켜 오히려 더욱 배가 고파질 수 있으므로 감식 중에는 단순당질을 제한해야 한다. 반대로 복합당질은 위 속에 오랫동안 머물러서 소화흡수에 오랜 시간이 걸리므로 다이어트 중에 적절한 양을 섭취하는 것이 좋다. 복합당질은 곡류, 감자류에 많다. 섬유소는 식물 성분으로 식물성 섬유라고도 하며 몸 속에 들어있는 소화효소로 분해되지 않는 복합당질이다. 주로 야채나 과일, 해조류, 곡류에 많이 들어 있고 만복감을 주며 배변을 부드럽게 해주어 변비를 예방하고 혈액 속의 지질, 포도당의 조절을 도와준다.

(2) 단백질

1 g 당 4 kcal의 열량을 내는 단백질은 근육, 내장, 혈액 등 신체 조직을 만드는 주성분으로 20여종의 아미노산으로 구성되어 있다. 아미노산 중에 체내에서 만들어지지 않는 8가지 아미노산을 필수아미노산이라 부르며, 이것은 반드시 음식물을 통해 섭취해야 한다. 필수아미노산은 육류, 생선 등 동물성 식품에 많이 들어 있는데, 이들 식품에는 지방도 함께 포함되어 있으므로 조리할 때 기름을 떼어내는 것이 열량을 줄이는 방법이다.

(3) 지방(지질)

실온에서 고체 상태로 존재하는 동물성 지방인 포화지방과 어류, 두류,

채소류에 포함된 식물성 지방인 불포화지방이 있다. 지방은 1 g 당 9 kcal 의 열량을 내므로 다이어트 중에는 섭취량에 주의를 기울여야한다. 특히 포화지방을 많이 섭취하면 콜레스테롤이 증가해 심장병, 중풍 등을 일으킬 수가 있다. 지방 섭취량은 1일 총섭취열량의 1/3 이하로 제한한다.

(4) 비타민과 무기질

비타민과 무기질은 체내에서 에너지를 이용하고 신진대사를 조절하는 데 필요불가결한 영양소이지만 체내에서 합성되지 못하므로 음식물을 통해서 섭취해야 한다. 특히 감량을 위해 저열량식을 할 경우에는 비타민과 무기질이 부족하지 않도록 주의해야 한다.

2) 지장 지방의 분해와 합성

우리 몸에 저장되어 있는 체지방은 끊임없이 합성과 분해를 반복한다. 이 합성과 분해의 균형이 체내 저장 지방의 양을 결정한다. 합성이 분해를 상회하면 지방량은 증가하고 분해가 활발해지면 지방량은 감소한다. 따라서 비만을 방지하기 위해서는 지방합성을 억제하고 분해를 높이는 것이 필요하다. 그 때문에 식사량 및 내용을 조절하거나 운동을 하는 것이다. 체지방량의 조절을 바르게 하기 위해서는 지방의 합성 및 분해의 기전을 알아야 하는데, 지방량을 조절하기 위한 방법에 대해서는 잘 알려져 있다. 그러나 지방의 합성과 분해에 대해서는 잘 알려져 있지 않으므로 이 기본적 기전을 이해하고 있으면 잘못된 다이어트에 의해 건강을 해치는 불행을 줄일 수 있다.

(1) 저장 지방 분해

지방은 포도당과 지방산을 재료로 하여 지방세포에서 만들어져 그

일부가 몸에 저장된다. 저장된 지방은 계속 그 상태로 있는 것이 아니다. 지방세포 안에서는 지방합성만이 아니라 분해도 끊임없이 이루어지고 있다. 지방 분해가 활발해지면 체내에 저장되는 지방량은 줄어든다. 반면에 지방분해가 줄어들면 저장지방은 증가한다. 따라서 체내에 저장되어 있는 여분의 지방을 줄이기 위해서는 식사제한 등으로 지방합성을 억누를 뿐만 아니라 운동 등에 의해 지방 분해를 촉진시켜야 한다. 분해된 지방은 글리세롤과 지방산이 되어 지방세포 밖으로 운반되어 일부는 열량원으로써 이용된다.

(2) 지방 분해의 기전

지방세포는 세포막과 세포질로 되어 있다. 세포질은 액체이고 이것이 밖으로 나오지 않도록 세포질 주위를 세포막이 둘러싸고 있다. 세포질 안에는 핵, 미토콘드리아, 소포체, 기름집(由滴)으로 차 있다. 지방은 이 기름집 안에 저장되어 있다. 소포체의 막에는 리파제라는 효소가 들어 있다. 리파제는 지방 분해효소로서 체내에 있는 지방을 분해하는 작용이 있다. 지방을 분해시키기 위해서는 리파제와 기름집 등이 접촉할 필요가 있다. 그러나 기름집 표면에는 리파저와 자유롭게 접촉할 수 없도록 문이 붙어 있다. 리파제의 작용으로 지방을 분해하기 위해서는 먼저 기름집 표면에 있는 문의 키를 잠그지 않으면 안 된다. 이 키로 작용하는 것이 노르아드레날린, 아드레날린, 부신피질호르몬 등의 호르몬이다. 이와 같이 호르몬이 나오면 기름집 표견의 단백질과 결합하여 인지질로 작용해 문을 열어 리파아제가 기름집과 접촉할 수 있도록 한다. 이와 같은 호르몬을 내보내기 위해서는 중등도의 전신운동을 일정시간(30분) 이상 하는 것이 효과적이다. 중등도의 전신 운동의 자극이 몸에 가해지면 노르아드레날린, 부신피질자극 호르몬이 분비되어 지방 분해를 촉진한다.

(3) 분해된 지방의 이용 방법

분해된 지방의 일부는 근육의 열량원으로서 이용된다. 지방 세포에 있는 지방은 리파제에 의해 분해되면 지방산이 방출한다. 이 지방산은 혈액을 통해 근육에 운반되어 열량원으로 사용된다.

3) 열 량

비만증을 해결하기 위해 식이요법을 하는 대부분의 사람들은 식사량을 줄이려는 노력만 하는 경우가 있다. 식이요법은 식사량만을 줄이라는 것이 아니라 신체를 구성하는 단백질이나 기능을 조절하는 비타민·무기질 등의 필수 영양소는 적당히 섭취하되 열량(칼로리)만을 줄이는 것이다. 인체에서 필요로 하는 총열량은 기초대사량, 활동에 필요한 열량, 식품에서 오는 대사량을 더한 양이다.

수·대사에 필요한 특이동적대사이다. 이와 같은 열량 소비량의 구성은 <그림 2-1>과 같다. 식품에서 얻은 열량과 인체의 소모된 열량의 균형이 이루어져야 비만이 되지 않는다.

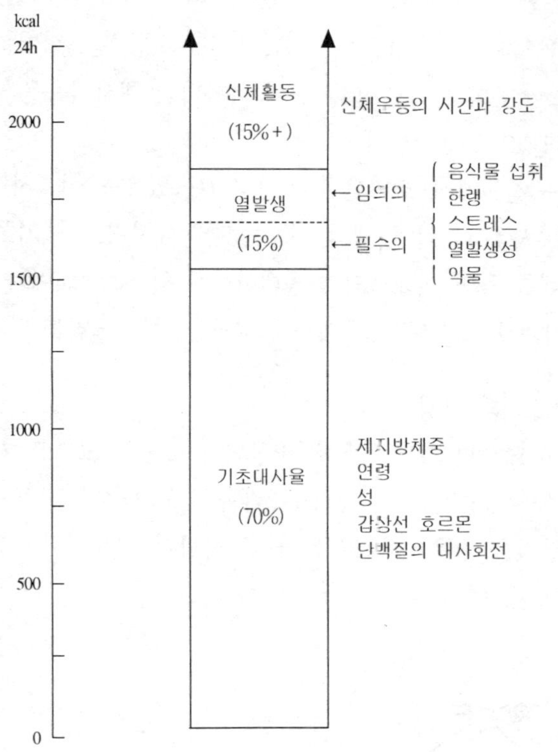

■ 그림 2-1 열량소비량의 구성 ■

기초적인 에너지 수요, 열발생, 활동을 위한 열량의 각 비율을 열량 필요
량 2,500 kcal로서 계산한 것이다. 그림 중의 상단은 열린 상태로 되어
있는데, 이는 신체활동이 변동하기 쉬운 건강일 때는 의식적으로 증가될
수 있기 때문이다. 그러나 이 부분은 보통 총 열량의 30% 전후를 차지한
다.

(1) **기초대사율**(Basal Metabolic Rate, BMR)

기초대사는 신체 내에서 단지 생명을 유지하기 위하여 무의식적으로 일어나는 여러 가지 대사작용이다. 즉, 호흡, 심장박동, 혈액순환, 신장에서의 여과, 세포의 탈락과 합성 등에 나타나는 대사작용을 말하며 단위는 'kg / 시간'으로 표시한다.

기초대사는 신체에서 소비되는 열량의 60~70%를 차지하며 앉아서 일하는 사람, 사무직이나 학생의 경우는 활동대사량보다 기초대사량이 훨씬 높다. 예를 들면 여대생의 활동대사량은 약 800 kcal이나 기초대사량은 1,200~1,400 kcal이다. 기초대사에 영향을 주는 요인은 다음과 같다.

❶ 신체의 크기와 모양

체표면적이 넓으면 피부를 통해 발산되는 열량이 크므로 기초대사량이 커진다. 동일체중일 경우, 한쪽은 키가 작고 뚱뚱하고 다른 한쪽은 키가 크고 말랐을 경우, 마르고 키가 큰 사람이 체표면적이 크기 때문에 기초대사량이 더 높다.

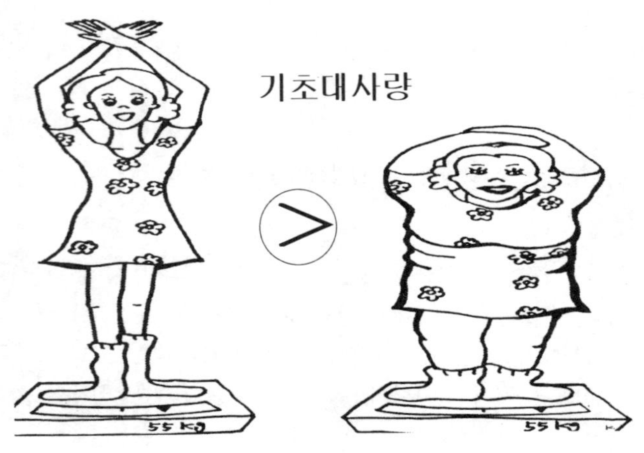

❷ 신체 구성 성분

근육, 골격, 지방, 수분의 함량에 따라 다르게 된다. 근육을 많이 가지는 사람(예 : 운동선수)이 5~6%의 높은 기초대사율을 갖는다. 이는 근육에서 에너지 대사가 일어나기 때문이다.

❸ 성별

여자는 남자보다 약 7% 정도 기초대사율이 낮다. 이는 여자가 남자보다 피하지방율이 높으며, 성호르몬 분비의 차이에 기인한다.

❹ 연령

생후 1~2년 사이에 일생을 통해 기초대사율이 가장 높으며 그 이후에는 점차 감소한다. 즉, 생후 6개월까지는 성장 속도가 가장 빨라 출생시 체중의 2배가 되며 생후 1년에 3배에 도달한다. 그 후 기초대사율은 사춘기까지 감소하다 사춘기가 되면 성장률과 대사율이 급성장하나 사춘기 이후에는 다시 감소한다. 예로 75세 남자의 기초대사율은 20대 남자의 기초대사율보다 20% 정도가 낮다.

❺ 기후

일반적으로 기온이 낮아지면 반사작용으로 근육의 활동이 증가하여 대사율이 상승한다. 즉, 몸을 떠는 동작은 기초대사율을 50~100% 정도 증가시킨다. 온대지방 사람이 한더지방 사람보다 기초대사율이 5~10% 낮으며, 열대지방 사람이 한대지방 사람보다 기초대사율이 10~15% 낮은 것으로 조사되고 있으나 실제로는 주택 구조, 냉난방장치 및 옷의 두께 등이 기후대에 따른 온도차이를 낮게 해주기 때문에 기초대사율은 별로 차이가 없다. 그러나 찬물에서 오랜 시간 작업하는 해녀의 경우는 정상인의 기초대사율보다 10% 정도 높은 기초대사율을 나타내고 있다.

<h1 style="text-align:center">기초대사량</h1>

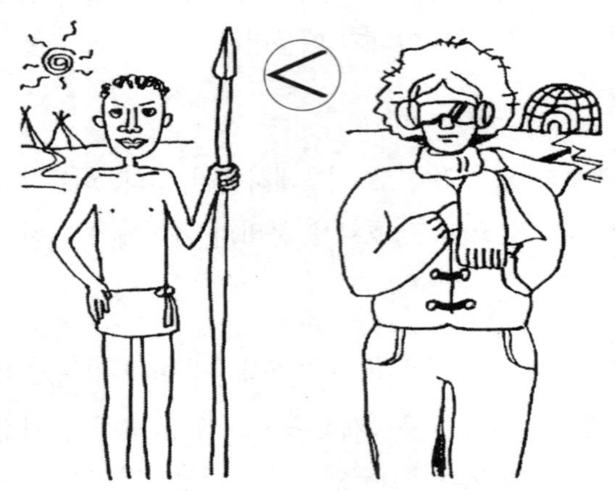

❻ 내분비선

여러 가지 호르몬의 분비가 기초대사율에 영향을 미치는데, 특히 갑상선 호르몬(thyroxine)은 직접적인 영향을 준다. 그 외에 남성호르몬, 성장호르몬, 부신수질호르몬인 에피네프린(epinephrine) 등도 기초대사율을 증가시킨다.

❼ 체온

체온 상승시 기초대사율이 증가되는데, 체온이 1℃ 상승할때마다 기초대사율은 7.2% 상승하며 이때의 소모 열량은 122 kcal이고 총에너지 대사량은 13%가 상승한다. 따라서 고열이 계속되면 체중이 감소한다. 체온상승에 따른 기초대사량의 증가는 <표 2-1>과 같다.

■ 표 2-1 체온 상승에 따른 기초대사율의 변화 ■

체온의 상승(℃)	기초대사율의 상승(%)	체온 상승에 따른 에너지 소모량(Kcal)
1	7.2	122
2	14.4	245
3	21.6	367
4	28.8	490

❽ 영양 상태

영양 실조나 기아상태 시에는 기초대사율이 감소된다. 왜냐하면 영양 섭취 부족으로 근육양이 감소하기 때문이며 영양소가 유입되지 않으므로 전체적인 에너지 대사율이 감소한다.

❾ 수면

잠의 깊이는 사람에 따라 다르고, 같은 사람이라 하더라도 때에 따라 다르다. 깊이 잠을 자면 휴식을 더 잘 취하게 되고 잠을 얕게 자면 휴식을 덜 취하게 된다. 그러나 일반적으로 잠을 잘 때는 기초대사율이 깨어있을 때 보다 약 10% 정도 감소된다. 그것은 잠을 자는 동안에는 체내 대사 작용이 점차 저하되어 최소한을 유지하기 때문이다. 다시 말해서 잠은 에너지 대사량을 절약해준다.

수면으로 인해 기초대사량이 감소되는 양은 다음과 같이 계산한다. 즉, 체중에 0.1을 곱하고 그것에 수면 시간을 곱한다. 예로 50 kg의 체중을 가진 여자가 8시간 수면을 취했다고 하면 수면에 의하여 절약되는 에너지는 다음과 같다.

$$0.1 \times 50 \times 8 = 40 \, kcal$$

이상으로 기초대사율의 변동에 영향을 주는 요인에 대해 살펴보았다.

■ 표 2-2 기초대사율 진단표 ■

번호	진 단 내 용	점수
1	기초 체온*이 낮다(36.2℃ 이하).	3
2	맥박이 느리다.	2
3	호흡이 느려졌다.	1
4	손발이 차다.	2
5	혈압이 낮다.	2
6	쉽게 피곤해진다.	2
7	금방 살이 찐다.	2
8	몸이 자주 붓는다.	1
9	땀이 질 안 난다.	1
10	빈혈이 있다.	1
11	아침에 일어나기가 어렵다.	1
12	졸음이 자주 온다.	1
13	망각증이 있다.	1
합 계		

* 기초체온은 12시간 이상 음식물을 섭취하지 않고 아무 활동이 없으며 심리적으로 안정이 되어 있을 때의 체온을 말한다. 그러나 실생활에서 12시간 이상의 활동정지와 금식이 어렵기 때문에 잠자리에서 눈을 뜨자마자 측정했을 때의 체온을 기초체온으로 한다. 기초체온은 매일 같은 시간에 측정하는 것이 정확하다. 만일 기상 시간이 1시간 이상 늦어지면 체온도 1도 정도 상승한다. 남성의 경우 3~7일간 측정하여 평균치를 구하고, 여성(가임기 여성)의 경우는 최소 1달에서 3달 정도를 측정하여 저체온기의 평균 기초체온이 36.2℃ 이하이면 기초체온이 낮은 것으로 판단한다.

<표 2-2>(기초대사량 진단표)를 이용하여 자신의 기초대사율이 정상인지를 확인해보자. 만약 진단결과가 5점 이상일 경우는 기초대사율을 정상으로 회복시키는 것이 더 중요하다. 이러한 사람은 체중 감량을 하면 근육양이 줄어들게 되는 효과를 가져올 뿐 실제적인 체지방의 감소는 없다. 또한 <표 2-3>은 기초대사율을 산출하기 위한 공식이므로 자신의 연령에 맞는 기초대사율을 산출해 보자.

신체의 에너지 소모 비율 중 기초대사율이 가장 많은 부분을 차지하고 있으므로 만약 기초대사율이 낮다면 운동 등을 통해 이를 회복시키는 것이 비만을 예방하는 길이다. 또한 기초대사율은 장기간 누워있거나(예 : 장기 입원 환자) 운동을 하지 않으면 점차로 줄어드는 경향이 있다는 것을 염두에 두어야 한다.

■ 표 2-3 세계보건기구에서 발표한 기초대사율을 산출하기 위한 등식 ■

성별	연령 범위(세)	[Kcal/일]로 기초대사율을 산출하는 등식
남자	0 ~ 3	$(60.9 \times wt^*) - 54$
	3 ~ 10	$(22.7 \times wt) + 495$
	10 ~ 18	$(17.5 \times wt) + 651$
	18 ~ 30	$(15.3 \times wt) + 679$
	30 ~ 60	$(11.6 \times wt) + 879$
	> 60	$(13.5 \times wt) + 487$
여자	0 ~ 3	$(61.0 \times wt) - 51$
	3 ~ 10	$(22.5 \times wt) + 499$
	10 ~ 18	$(12.2 \times wt) + 746$
	18 ~ 30	$(14.7 \times wt) + 496$
	30 ~ 60	$(8.7 \times wt) + 829$
	> 60	$(10.5 \times wt) + 596$

* Wt : 체중(kg)

(2) 활동대사율

사람의 총에너지 소비량 중 기초대사량 다음으로 소비량이 많은 것이 활동대사량이다. 활동을 하려면 골격근과 활동을 뒷받침하는 모든 조직들을 의식적으로 움직여야 하는데, 그럴 때에 근육은 기초대사량 이상의 에너지를 사용하고, 심장과 폐는 영양소와 산소를 공급하고 노폐물을 배설하기 위하여 역시 기초대사량 이상의 에너지를 소비한다. 어떤 한 종류의 활동을 할 때에 필요한 에너지의 양은 활동을 위하여 움직이는 근육의 수와 근육을 움직이는 강도 및 시간에 의하여 달라진다.

또한 <표 2-4>에서 보는 바와 같이 체중이 무거운 사람은 가벼운 사람보다 더 많은 힘이 들기 때문에 같은 종류의 활동을 해도 더 많은 열량을 사용한다. 개개인의 활동의 종류와 시간에 따른 에너지의 소비량을 <표 2-4>를 이용하여 계산할 필요는 없다. 시간이 걸릴 뿐만 아니라 개개인의 에너지 소비량을 정확하게 알 필요도 없기 때문이다.

예전에는 에너지의 소비량을 추산하기 위하여 제화공, 목공, 농부, 광부, 벌목자 등 근육 활동의 정도에 따라 다른 직종으로 분류하였다. 그러나 근래에 와서는 노동력을 감소시키기 위한 자동 기계 시스템이 도입되어 직종별 열량의 소비량에 큰 차이를 보이지 않게 되었다. 그뿐만 아니라 건강의 중요성이 강조되면서 많은 사람들이 걷기, 등산, 뛰기, 수영 및 기타 여러 가지 운동을 하게 되어 직종별 열량 소비의 차이는 더 감소하고 있다. 따라서 직종별로 묶어서 에너지의 소비량을 생각하던 종전의 방법은 사용되고 있지 않다.

1985년 세계보건기구에서는 여러 가지 일과 활동에 따른 열량 소비량을 측정하여 비슷한 열량 소비량을 가진 활동끼리 모아 '액티비티 팩터(activity factor)'를 만들었다. 이 때 여러 가지 활동을 힘이 드는 수준에 따라서 아주 가벼운 일(very light activity), 가벼운 일(light activity), 보통 일(moderately activity), 힘든 일(heavy activity), 몹시 힘든 일(exceptionally

■ **표 2-4 체중에 따른 여러 가지 활동대사율** ■

활　　동		kcal / kg / 분	체중이 다른 사람의 분당열량(Kg)				
			50	57	68	80	91
에어로빅 댄스(심한)		0.136	6.8	7.8	9.3	10.9	12.4
농구(심한)		0.213	10.7	12.1	14.6	17.0	19.4
자전거타기	13 mph	0.099	5.0	5.6	6.8	7.9	9.0
	15 mph	0.108	5.4	6.1	7.4	8.6	9.8
	17 mph	0.125	6.3	7.1	8.6	10.0	11.4
	19 mph	0.174	8.4	9.5	11.4	13.3	15.2
	21 mph	0.198	9.9	11.3	13.5	15.8	18.0
	23 mph	0.240	12.0	13.6	16.4	19.0	21.8
	25 mph	0.306	15.3	17.4	20.9	24.3	27.8
스키타기	8 mph	0.229	11.4	13.0	15.6	18.2	20.8
골프(골프채를 운반하며)		0.099	5.0	5.6	6.8	7.9	9.0
핸드볼		0.172	8.6	9.8	11.7	13.7	15.6
말타기(빨리 걷기)		0.114	5.7	6.5	7.8	9.1	10.4
노젓기(심한)		0.213	10.7	12.1	14.6	17.0	19.4
뛰기	5.0 mph	0.134	6.7	7.6	9.2	10.7	12.2
	6.0 mph	0.163	8.1	9.2	11.1	13.0	14.8
	7.5 mph	0.207	10.3	11.8	14.1	16.4	18.8
	9.0 mph	0.227	11.3	12.9	15.5	18.0	20.6
	10.0 mph	0.251	12.5	14.3	17.1	20.0	22.9
	11.0 mph	0.288	14.4	16.4	19.7	22.9	26.2
공부하기		0.024	1.2	1.4	1.7	1.9	2.2
축구(심한)		0.213	10.7	12.1	14.6	17.0	19.4
수영	20 yd/min	0.070	3.5	4.0	4.8	5.6	6.4
	45 yd/min	0.128	6.4	7.3	8.7	10.2	11.6
	50 yd/min	0.154	7.7	8.8	10.5	12.3	14.0
탁구(선수)		0.099	5.0	5.6	6.8	7.9	9.0
테니스(초보)		0.070	3.5	4.0	4.8	5.6	6.4
걷기	3.5 mph	0.017	3.9	4.4	5.2	6.1	7.0
(활발하게)	4.5 mph	0.106	5.3	6.0	7.2	8.4	9.6

heavy activity) 등으로 묶어서 액티비티 팩터를 작성하였다. 열량 소비
수준에 따른 액티비티 팩터는 <표 2-5>와 같다.

만일 한 사람의 활동 양식을 안다면 부정확하기는 하지만 활동대사
량을 따로 산출할 필요 없이 이 방법을 이용하여 1일의 열량소비량을
추산할 수 있다.

① 어떤 활동을 몇 시간씩 했는가를 기억하고,
② <표 2-5>를 참고로 하여 1일 평균 엑티비티 팩터를 선택한다.
③ 이 액티비티 팩터에 기초대사량을 곱한다.

이 과정을 거치면 1일 총 열량소비량을 산출할 수 있다. 이 방법으로
는 각 개인의 정확한 열량소비량은 알 수 없으나 개략적인 열량필요량
은 알 수 있다.

■ 표 2-5 여러 가지 수준의 육체적 활동을 할 때에 열량소비량을 산출할 수 있는 수치(activity factor) ■

활동의 강도	활동의 종류	성별	액티비티 팩터	열량소비 (kcal/kg/일)
아주 가벼운 일	앉거나 서서하는 활동, 페인트칠, 운전, 실험실의 일, 타이핑, 바느질, 다림질, 조리, 카드놀이, 악기 다루기	남 여	1.3 1.3	31 30
가벼운 일	평지에서 2.5~3 mph로 걷기, 집안일 돌보기, 전기공, 목공일, 식당의 조리 및 식기 닦기, 집청소, 아이보기, 골프치기, 항해, 탁구	남 여	1.6 1.5	38 35
보통 일	3.5~4 mph로 걷기, 잡초 제거 및 제초기 사용, 무거운 짐 나르기, 자전거타기, 스키타기, 테니스치기, 댄싱	남 여	1.7 1.6	41 37
힘든 일	짐 지고 언덕 오르기, 나무베기, 손으로 땅파기, 농구, 기어오르기, 풋볼, 축구	남 여	2.1 1.9	50 44
몹시 힘든 일	운동 선수를 프로급 또는 세계 정상급으로 훈련시키는 일	남 여	2.4 2.2	58 51

우리 나라 사람들의 활동은 대개 가벼운 활동과 보통 활동에 속한다. 따라서 가벼운 활동을 하는 남자는 '1.6×기초대사량', 가벼운 활동을 하는 여자는 '1.5×기초대사량'으로 하루에 필요한 열량을 산출할 수 있다. 이 때 산출된 열량에 안정량(산출된 열량의 10% 정도)를 더하여 섭취하면 된다. 만약 감량이 필요한 경우는 산출된 열량보다 적은 양을 섭취해야 한다.

(3) 특이동적작용대사(Specific Dynamic Action, SDA)

SDA는 우리가 섭취한 음식이 소화·흡수·대사되어 열량을 내주는 과정 자체에 필요한 대사과정이다. 순수한 당질 섭취 후에 상승되는 대사율은 6%, 지방은 약 5%, 단백질은 30%가 상승한다. 단백질 섭취 후에 대사율이 크게 상승하는 것은 특수 아미노산의 작용과 요소 형성에 많은 열량이 소모되기 때문이다. 균형식인 경우의 특이동적 대사량은 총섭취열량의 약 10% 정도이다. 따라서 섭취열량의 10% 정도는 특이동적대사에 사용된다. 예로서 하루에 2,000 kcal를 섭취했다면 그 중 200 kcal는 특이동적대사에 이용되므로 1,800 kcal만 잘 소모하면 비만이 발생되지 않는 것이다.

2. 식품선택의 질적 변화

어떤 음식이 다이어트에 효과가 있는 음식인가? 일반적으로 기름에 튀긴 음식, 너무 단 음식, 지방이 풍부한 음식은 맛있는 반면 열량이 높다며 비만을 예방하기 위해서는 소식해야 할 것으로 생각한다. 그러나 체중조절을 위해 음식을 조절한다는 것은 생각만큼 쉽지가 않다. '많이 먹어서는 안 된다', '적게 먹어야만 한다'는 강박관념등을 이겨보

려고 하니까 이것 또한 스트레스로 작용하여 거식증, 폭식증 등을 유발할 수 있는 것이다. 이와 같이 식사의 양만이 체중 과다의 원인은 아니다. 유기체가 영양을 흡수하는 데는 영양의 종류와 질, 그리고 식단의 구성에 많은 영향을 받는다. 복잡한 처리 과정을 거치거나, 약품 및 인공 물질로 처리된 식품들은 신진대사 활동에 나쁜 영향을 끼칠 우려가 있으며, 부작용과 세포 파괴의 원인이 된다. 따라서 식품을 선택할 때는 다음과 같이 하도록 하자.

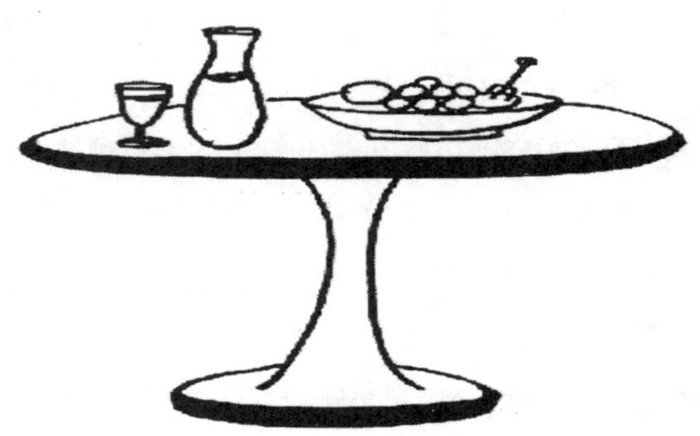

❶ 흰색의 음식을 되도록 먹지 않는다.

밥과 우동, 설탕, 설탕 대용 식품(사카린), 담배(필터 : 65%의 설탕 함유), 흰 밀가루, 케이크와 빵 등과 같은 식품들을 피하도록 한다. 흰밥보다는 현미·잡곡밥이 좋고, 백설탕보다는 흑설탕이 열량이 낮다. 또 흰빵 보다는 보리빵이 좋다.

❷ 다중불포화지방을 먹고 포화지방의 섭취를 줄인다.

맥아 기름, 해바라기유, 면실유, 호두 기름, 콩기름 등 다중불포화지방산을 많이 함유한 기름만 섭취하도록 한다.

그리고 지방의 소화를 2배로 촉진시키는, 비타민 E를 충분히 섭취하는 것이 좋다. 버섯류와 계란의 노른자에 들어 있는 레시틴은 지방의 분해를 촉진시키는 대표적인 영양소이다. 하지만 알코올은 레시틴의 효력을 감소시키는 작용을 하므로 다이어트를 할 경우, 특히 술을 삼가 도록 한다.

또한 포화지방 섭취를 제한해야 하는데, 육류나 생선을 무조건 안 먹는다고 좋은 것이 아니라 지방 함량이 적은 것을 먹도록 한다. 예를 들면, 육류도 갈비보다는 살코기 부위로 먹고 돼지고기도 삼겹살보다 는 돼지고기 살코기로 먹고, 닭고기도 껍질을 제거해서 먹도록 하며, 생선도 장어나 통조림 생선보다는 등태나 도미와 같은 흰살 생선이 좋 고 우유도 저지방 우유로 먹는 것이 좋다. 조리시에도 튀김, 볶음, 부침 등 기름을 사용한 것보다 찌거나 굽는 것이 좋다.

❸ 양질의 단백질을 많이 먹자.

단백질 섭취를 줄인다고 체중이 줄어들지 않으므로 살코기, 흰살 생 선, 두류, 두부, 달걀, 저지방 우유 등은 정해진 범위에서 마음껏 먹는 다. 또한 치즈, 응고 우유, 요구르트 등에는 양질의 유산과 단백질이 들 어 있다. 육류로는 양고기가 특히 권장할만하며, 대구나 기타 생선도 가능한 한 많이 먹도록 한다. 간이 식빵이나 토스트를 먹을 때는 잼 대 신 응고 우유나 치즈를 곁들이도록 한다. 가능한 한 식물성 단백질인 두부를 많이 먹도록 하자.

❹ 섬유소가 많은 음식을 듬뿍 섭취하자.

탄수화물은 우리 나라와 같은 밥 위주의 식사에서 주요한 열량원이 되는데 꿀, 설탕과 같은 단순당질의 섭취는 줄이고 섬유소와 같은 복합 당질의 섭취를 늘리는 것이 좋다. 섬유소가 많은 음식은 소량의 열량 섭취로도 포만감을 얻을 수 있는데 섬유소는 쌀밥보다는 잡곡밥에 많 고 채소류, 해조류에 많이 들어 있다.

즉, 채소류는 열량은 낮으면서도 섬유질이 풍부해 만복감을 주므로 하루에 300 g을 목표로 하되, 그 중 100 g 이상은 카로틴이나 비타민 B₁, 비타민 C, 철분 등이 많이 들어있는 녹황색 채소로 섭취한다. 날 것으로 채소를 먹을 때는 식초와 식물성 기름을 넣은 샐러드를 만들어 먹으면 효과적이다. 또 해조류나 버섯류, 곤약 등은 열량이 전혀 들어있지 않은 식품이므로 많이 섭취해도 괜찮다. 섬유소는 감량에 효과가 있을 뿐만 아니라 성인병 예방과 배변에도 도움을 준다.

❺ 음주는 금물이다.

　현대인들은 스트레스 해소법으로 먹고 마시는 방법을 선택하는 경우가 많다. 술 마실 때 술만 먹는 것이 아니라 기름진 안주를 곁들여 먹는다. 왠지 독한 술을 마실 때는 기름진 안주를 같이 먹으면 해독이라도 될 것 같은 생각이 들지도 모르지만 결국은 과잉의 열량을 섭취하는 결과를 낳는다. 술을 금해야 하는 이유는 알코올이 영양가는 없으면서 1 g 당 약 7 kcal의 높은 열량을 내기 때문이다. 비록 술을 마시는 동안 알코올이 모두 열로 발산되어도 안주는 그대로 체내에 남게 되어 결국 비만에 이르게 된다. 또한 알코올은 지방의 분해를 촉진하는 레시틴의 효력을 약화시킨다.

❻ 배고플 때는 물을 맘껏 마신다.

　단식을 한다든지 하루에 800 kcal 이하의 열량을 섭취했을 때는 비타민과 무기질 결핍 현상을 보여 몸에 이상이 생기므로 따로 보충을 해주어야 한다. 과일과 채소에는 비타민과 무기질이 풍부하게 들어있는데, 신선한 채소는 많이 먹어도 괜찮지만 과일은 당분이 많아 제한된 범위에서 먹는 것이 좋다. 물을 많이 먹으면 살이 찐다고 생각하는 사람들이 많은데, 물을 안 먹는다고 지방이 빠지는 것이 아니므로 물은 마음껏 마시도록 한다.

❼ 자극성 있는 음식을 피한다.

소금, 조미료를 많이 넣은 음식은 식욕을 돋구어 자칫 과식하기 쉬우므로 싱겁게 먹는 것이 식욕억제를 위해서 좋다.

❽ 조리하기 편한 인스턴트 식품은 피한다.

즉석에서 먹게 되는 패스트푸드나 간편 식품은 대부분 당분과 지방이 많이 들어 있는 고열량 식품이다. 어린이들의 경우 간편 식품의 입맛에 길들여져 맛이 진한 음식을 자꾸 선호하게 되는데, 이와 같은 습관 때문에 소아 비만증 환자가 자꾸 늘어나게 된다.

3. 식사 - 간식 습관의 질적 변화

비만을 원천적으로 물리치기 위해서는 흐트러진 생활, 문란한 식생활을 바로잡아야 하고, 올바른 이해와 실천으로 대응해 나가는 적극적인 자세가 필요하다. 따라서 식사와 간식 습관을 다음과 같이 수정해 보자.

❶ 하루 먹는 양을 기록해 본다.

매일 자신이 먹은 양을 기록하는 습관을 들인다. 먹은 것을 꾸준히 기록하다 보면 자기가 생각했던 것보다 훨씬 더 많이 먹고 있다는 사실을 깨닫게 될 것이다.

❷ 하루 세 끼 식사는 규칙적으로 한다.

다이어트를 하면서 한 번쯤 끼니를 거르고 살을 빼려 하는 사람들이 많다. 특히 그들은 대개 부담이 없는 아침식사를 거르고 하루 두 끼를 생활화한다. 그러나 식사 회수를 줄임으로써 살을 뺄 수 있다고 생각하는 것은 큰 잘못이다. 식사 회수를 줄이면 다음 식사까지의 공복상태가 너무 길어지게 된다. 그러면 몸은 자기 방어를 위해 식사 후 인슐린 분비량을 늘려 체지방 합성을 촉진시킴으로써 에너지를 저축하려고 하며 몸의 신진대사가 느려져 에너지 소모가 적어지므로 역효과가 난다.

이러한 사실을 증명하는 실험이 있다. A그룹의 쥐들에겐 똑같은 양의 음식을 매일 규칙적으로 준 다음 일정 시간 뒤에 체중을 쟀다. 또 B그룹의 쥐들에겐 똑같은 양의 음식을 먹이다가 3일쯤 완전히 굶긴 후 똑같은 양의 음식을 주었고, 다시 굶겼다. 이런 식으로 계속 반복한 다음 몇 개월이 지난 후에 체중을 쟀다. 굶긴 쥐들은 음식을 많이 먹지 못했다. 많이 굶었기 때문에 그 만큼 많이 먹을 수가 없는 것이다. 그런데 놀라운 결과가 나타났다. 굶기를 반복한 쥐들(B그룹)이 그렇지 않은 쥐들(A그룹)에 비해 더 뚱뚱했다.

왜 그럴까? 에너지를 생산하는 곳은 세포 속의 미토콘드리아이다. 운동을 많이 하는 사람의 세포엔 이 미토콘드리아가 많다. 마라톤 선수는 일반인에 비해 거의 5배 정도의 미토콘드리아가 있다. 이 말은 먹는 것마다 에너지가 되어서 나간다는 뜻이고, 그래서 마라톤 선수들은 살이 찌지 않는다. 미토콘드리아의 활동이 능률적이고 숫자도 정상으로 돌아왔을 때의 느낌은 우선 피로감이 없어진다는 것이다. 이렇듯 미토콘드리아의 숫자는 변할 수 있으므로 식생활 습관이 얼마나 중요한지 알 수 있다.

다이어트를 한답시고 자주 굶으면 미토콘드리아는 또다시 굶을 때를 대비해 지방을 모조리 쓰지 않고 태우는 양 자체를 줄이게 된다. 나머지는 지방 세포 속에 차곡차곡 저축을 해 둔다. 이렇게 되니까 아무리 다이어트를 해도 살은 빠지지 않고 오히려 더 찌게 되는 것이다. 그러므로 하루 세 끼를 꼬박꼬박 챙겨 먹자.

❸ 식사 전에 작은 사탕을 먹는다.

배가 고플 때 작은 사탕을 한 개 먹는 방법도 있다. 이것은 사탕을 먹으면 혈당치가 올라가 몸의 만복 중추가 자극되고 따라서 식욕이 억제된다는 이치에 따른 것이다. 사탕 한 개의 열량은 적으므로 사탕을 먹음으로써 밥 한 그릇을 줄일 수 있다면 다이어트 효과가 있을 수 있다.

❹ 되도록 수분을 많이 섭취한다.

물에는 열량이 전혀 없기 때문에 아무리 먹어도 살찔 염려가 없다. 또 보통의 밥 한 공기는 죽 두 세 공기에 해당된다. 그러므로 죽을 먹고 배가 부른 것과 쌀밥을 많이 먹는 것과는 다른 것이다.

❺ 빨리 먹는 것은 절대 금지, 꼭꼭 씹어 먹는다.

우리 몸은 음식을 먹는 동안 차츰 혈당치가 올라가다가 어느 수치에 도달하면 급속히 만복감을 느끼게 되어 있다(식사 후 약 30분이 지나야 만복감을 느낀다). 그러므로 음식을 먹을 때 천천히 시간을 들여 먹으면 많이 먹지 않더라도 만복감을 느껴 식욕을 억제할 수 있다. 그리고 잘 씹어 먹으면 위의 부담도 적어진다.

❻ 간식을 제한한다.

간식은 될 수 있으면 줄여야 하는데, 간식으로 즐겨 먹는 과자류, 초콜릿, 아이스크림 등은 칼로리와 지방 성분은 많은 반면 비타민과 무기질은 거의 없으며 청량음료는 열량과 당성분이 많으므로 피해야 한다. 또한 가공식품, 인스턴트 식품, 패스트푸드 등은 날이 갈수록 그 소비가 늘어나고 있는데, 이러한 식품들도 고열량, 고지방식품이므로 피해야 한다. 외식할 때는 음식의 양을 조절하기 어려운데, 되도록 기름기가 많은 중국음식은 피하고 섬유질 섭취를 늘릴 수 있는 한정식이나 비빔밥이 좋다.

❼ 열량이 낮은 음식부터 먹는다.

음식의 종류에 따라 먹기 시작하면서 바로 배가 부른 음식이 있고 그렇지 않은 음식이 있다. 음식을 먹을 때는 칼로리가 낮은 과일이나 채소를 먼저 먹어 배를 채운 후 밥이나 육류 등 열량이 높은 음식을 먹도록 한다.

❽ 저녁식사에는 되도록 지방질 식품을 피한다.

저녁 식사는 반드시 잠자기 3시간 전에 먹는 것이 좋다. 음식을 섭취하고 충분히 소화를 시켜준 후 잠자리에 드는 것이 체내에 지방을 축적하지 않는 방법이기 때문이다. 또한 지방질 식품은 소화되는데 오랜 시간이 걸리므로 가능하면 저녁 식사에는 많이 먹지 않는 것이 좋다.

4. 열량제한식이

비만의 원인은 여러 가지가 있지만 그 중 가장 직접적으로 작용하는 것이 과식이다. 즉, 섭취에너지가 소비에너지를 초과하여 일어나는 것이므로 비만의 치료는 섭취에너지를 줄이는데 있다. 비만에 있어서 가장 바람직한 식이요법은 균형잡힌 영양섭취를 하면서 열량을 줄이는 열량제한식이다.

이러한 열량제한은 기초대사량과 활동으로 인한 필요량을 고려하여 계산하는데 하루에 이상체중(바람직한 체중) 1 kg당 20~30 kcal의 열량만 섭취하는 것이 좋다.

저열량식을 행할 때 알아야 할 것은 저열량식을 시작한 직후 며칠동안 일어나는 빠른 체중 상실은 주로 체내 수분의 상실에 의한 것으로서, 이것은 실질적인 체지방의 감소로 인한 체중상실이 아니라는 것이다. 저열량식이를 최소한 2개월간 지속하여야 감소된 체중에서 차지하는 지방의 상실비율이 실질적으로 크게 높아진다.

또한 열량 제한기간이 길어짐에 따라 체중 1 kg을 감소시키는데 요구되는 열량이 많아진다는 사실도 알아야 한다. 체중 1 kg을 줄이기 위한 열량은 식이 제한의 처음 4일 혹은 5일 동안 약 3,000 kcal 밖에 되지 않는 반면에 2개월이 지난 이후에는 6,000 kcal 이상을 줄여 먹어야 체중 1 kg을 감소시킬 수 있다. 따라서 식이 요법을 시작한 초기에는 수월하게 체중이 주는 것 같으나 시간이 지날수록 점점 더 체중을 줄이기가 어려워짐을 알게 되면서 실망이 따르기 쉽다. 비만을 치료하기 위한 식이 요법을 행할 때 끈기와 인내가 요구되는 것은 이 까닭이다.

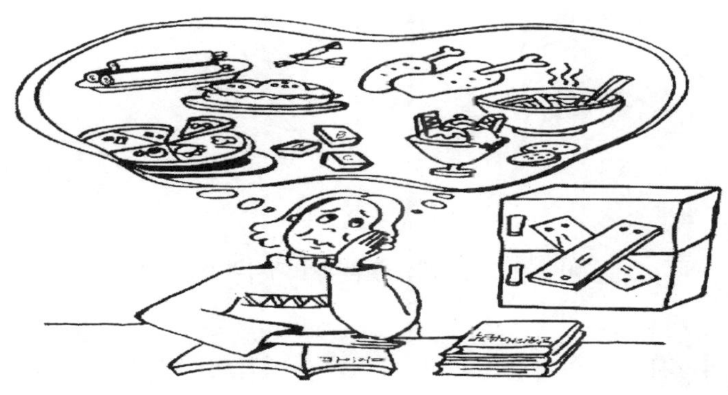

또한 비만한 사람이 저열량식이를 시작하면서 흔히 나타내는 전형적인 반응은 체중은 줄어드나 동시에 기초대사율이 감소하는 생리적 적응현상과 함께 음식에 대한 간절한 욕구와 이 욕구를 충족할 수 없는 데서 오는 우울증, 짜증 등의 정신적 증세까지 다양하다. 이러한 반응은 열량제한의 정도가 심할수록 더 확실하게 나타난다. 결국 음식에 대한 갈망과 불행한 기분을 극복하지 못해 과식을 하게 되고, 과식을 하면 다시 급격히 체중이 증가하므로 또 다시 식이 제한을 단행하게 되는 악순환을 겪게 된다(그림 2-2). 이러한 과정 중에 체중은 더욱 증가하여 점점 더 비만해지게 되는데, 이러한 현상을 톱니바퀴 현상(ratchet effect)이라고 한다.

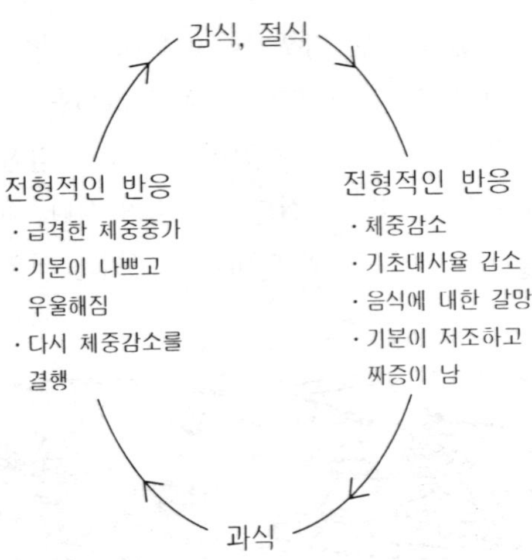

■ **그림 2-2 체중 절감식과 과식의 cycle** ■

저열량식은 일반적으로 다음과 같이 단계적으로 시행하는 것이 바람직하다. 즉, 비만자의 신장과 체중으로 바람직한 체중(반드시 표준체중을 의미하지는 않는다)을 구한 다음 활동도에 따라 필요열량을 계산한다(표 2-3, 2-4 참조). 이렇게 계산한 필요열량에서 20%를 감한 저열량식을 실시한다. 그러나 비만자는 지금까지 필요열량보다 많은 열량을 섭취했기 때문에 표준체중시 필요열량에서 20%를 감한 저열량식에 적응하기가 어렵다. 따라서 처음에는 현재의 섭취열량에서 20%를 감하고 단계적으로 감량식을 실시하여 저열량식을 행하는 것이 바람직하다. 체중은 일주일에 0.5~1 kg 정도씩 줄이는 것이 좋고, 1,200 kcal 이하의 저열량식을 행하는 것은 피하는 것이 좋다.

1) 열량 제한 식이의 종류

저열량식이의 열량요구량 산정은

① 열량섭취량을 기준으로 한 방법
② 섭취한 음식의 종류와 양을 기억하여 열량섭취량을 측정한 후 적당한 양을 줄여서 식사를 계획하는 방법
③ 고정화된 저열량식사, 즉 800~1,200 kcal의 고정된 열량을 섭취하는 방법
④ 활동도에 따른 열량요구량에 의해 각 개인의 열량요구량을 계산하여 이보다 낮은 열량을 섭취하는 방법
⑤ 총열량 소모량에 의한 법으로 기초대사량, 활동열량 및 식품의 특이동적작용에 필요한 열량을 합하여 1일 총열량 소모량을 구한 후 여기서 체중감소를 위한 만큼의 열량이 적은 식사를 하는 방법

등이 있다.

필요한 열량을 정한 다음에는 <표 2-6>과 같이 이상적인 배분을 한다.

■ 표 2-6 이상적인 저열량식이의 구성 ■

단 백 질	체중당 0.8~1.5 g / kg 이상
탄수화물	단백질 절약, 케톤증, 수분손실을 막기 위해 100 g 이상
지　방	총 열량의 30% 이하
탄수화물 : 단백질 : 지방 = 60 : 25 : 15 (kcal, %)	
비타민, 무기질, 전해질	권장량의 최소 수준 이하
식 이 섬 유	20~30 g / day
콜레스테롤	300 mg / day 이하
수　분	최소한 1 l / day 또는 1ml / kcal / day 이상

❶ 저당질 식사

일반적으로 단백질과 지방 함량이 높으며 당질을 제한하기 때문에 과일, 야채, 곡류를 제한한다. 지방의 비율이 높아서 심장 질환이나 담석증, 고콜레스테롤 혈증을 유발할 수 있다. 저당질식사를 하면 저장된 지방을 사용하기 때문에, 케톤증을 유발하여 이뇨현상으로 인한 수분 손실로 초기에 급격히 체중이 감소되나 정상식이로 돌아가면 체중이 증가되기 쉽다.

❷ 고당질식사

지방이 적고 과일, 채소, 곡류 등의 고당질식품을 이용하므로 식이섬유소의 함량이 높아 포만감을 줄 수 있다. 그러나 동물성식품의 심한 제한은 양질의 단백질식품 섭취 감소의 위험성이 있다.

❸ 주말 식사요법

주중에는 저열량식사를 하고 주말에는 평소식사로 순환하는 식사요법이다. 저열량식이를 계속할 때보다 열량 제한을 시작할 때 지방을 제외한 조직인 제지방조직(lean body mass, LBM)이 감소되고 평소 식사를 할 때는 감소된 LBM에 대한 적응이 생겨 LBM 손실이 크다. 또한 정신적으로 적응하기 힘들어 성공률이 매우 낮다.

❹ 한 종류 식사요법(one food diet)

한 종류의 식품만 계속적으로 섭취하여 열량섭취량을 감소시키는 방법이다. 장기간 사용하면 필수영양소가 결핍되고 체중감소 후 빠르게 체중이 다시 되돌아간다.

❺ 초저열량식사

초저열량식사(very low calorie diet, VLCD)는 기초대사에 필요한 양보다 적은 열량을 섭취하는 것으로 보통 200~800 kcal / 일(日)이므로 일반식사로는 어렵고 업체에서 제조된 것을 많이 사용한다. VLCD는 일반식사요법에 실패했거나 고도비만환자에게만 권고된다. 그러나 최근 이러한 식사가 널리 보급되면서 과체중인 사람이나 미용을 목적으로 한 사용이 늘고 있다. VLCD는 유아나 아동, 임신부, 수유부, 노인 및 당뇨병 환자의 경우는 사용을 금한다.

맛이 없거나 배고픔을 호소하는 경우에는 protein-sparing modified fast diet(PSMF)를 사용하기도 한다. 이것은 살코기 생선, 우유나 달걀로 제조된 액상식이(liquid diet)로 고단백질에 함유된 지질을 제외하고는 다른 식품에서의 지질과 당질을 금한 식품이다. PSMF의 원리는 단백질만 섭취할 경우 제지방조직(LBM)의 감소를 완화시킬 수 있으므로 신체는 축적된 지방을 열량원으로 사용한다. 금식하는 것에 비해 질소의 손실과 케톤증을 저하시키긴 하였으나 단백질 손실이 완전히 감소되지 않는 단점을 갖고 있다.

PSMF 식이가 다른 약제와 함께 남용되어 1977년 여자 40명이 사망한 사건 이후에 초저열량 식이에는 반드시 탄수화물을 첨가하도록 되었다.

2) 열량제한식이의 실제

식사요법의 원칙은 첫째, 체중 감소가 일어나기 위해서는 비만자의 열량 요구량보다 적게 섭취해야 하고, 둘째, 영양 결핍에 빠지지 않도록 필요한 모든 영양소가 충족되어야 하며, 셋째, 환자들로 하여금 장기간 실천할 수 있는 것이어야 한다. 이러한 원칙 외에 개인의 성향, 식습관, 순응도를 고려하여 열량제한식이를 시행한다.

(1) 저열량 식사요법(Low calorie diet)

정상적인 식사를 하면서 열량을 적게 섭취하는 것인데, 각 영양소는 균형있게 섭취하도록 하며 영양소의 구성은 다음과 같은 원칙에 따른다.

① 열량

열량 제한은 체중 감소에 있어 가장 중요한 부분으로 1일 필요열량은 연령, 성별, 활동량, 체중 감소량, 평소 섭취량에 따라 달라진다. 대개 이상체중 1 kg당 가벼운 활동을 하는 사람이면 20~25 kcal, 보통 활동이면 25~30 kcal, 심한 활동이면 30~35 kcal로 산출한다. 1일 섭취량을 조사하여 실제 섭취량에서 250~1,000 kcal를 감량하는 방법을 쓰기도 하는데, 평상시보다 1,000 kcal 이상을 감량하는 것은 바람직하지 못하며 순응도를 고려하여 평소 섭취량의 70~80% 수준으로 섭취할 것을 권유한다.

② 탄수화물

총 열량의 50~60%의 수준으로 섭취하며, 섬유소가 많은 식사는 소량의 열량 섭취로도 포만감을 얻을 수 있으며 식사의 열량 흡수율도 감소시키는 효과가 있다. 탄수화물은 단백질의 절약 작용과 케톤혈증의 최소화, 수분 손실에 의한 체구성 성분의 변화를 방지하기 위해 적당량의 탄수화물을 섭취해야 하는데, 최소한 하루에 50 g을 섭취해야 하며 100 g 정도 섭취하는 것이 바람직하다.

탄수화물이 적은 음식을 '케톤식(ketogenic diet)'이라고도 하는데, 탄수화물을 불충분하게 섭취하면 지방이 불완전하게 산화되어 케톤체를 형성하게 되며 이를 소변으로 배설하게 된다.

③ 지방

지방은 같은 양으로도 탄수화물, 단백질보다 높은 열량을 함유하고 있고 체내에 효과적으로 저장이 되므로 적게 섭취해야 한다. 서구에서는 지방 섭취 비율을 총 열량에서 30%를 넘지 않도록 추천하고 있지만, 우리 나라에서는 현재 총열량에서의 지방 섭취 비율을 20% 정도로 추천하고 있으며, 필수지방산 공급에 유의해야 한다.

④ 단백질

식이요법시 에너지 섭취가 급격하게 줄어들면 혈당유지와 에너지 공급을 위해 단백질의 소모량이 늘어난다. 질소 평형에 주의하여 양질의 단백질을 적당히 섭취하여야 하는데 1,200 kcal 이상 섭취할 때는 이상체중 1 kg 당 0.8 g의 단백질을 섭취하도록 하고, 600~1,200 kcal로 섭취할 때는 이상체중 1 kg 당 1 g의 단백질을, 600 kcal 이하로 섭취할 때는 이상체중 1 kg 당 1.5 g을 공급하도록 하여 일일 65~70 g 정도 섭취하면 된다.

⑤ 무기질과 비타민

1,200 kcal 이하로 섭취하게 되면 철분, 칼슘, 구리, 아연, 마그네슘, 비타민 B_6와 같은 무기질과 비타민의 요구량을 충족하기 어렵기 때문에 이들의 섭취에 유의해야 한다. 800 kcal 이하로 섭취할 때는 보충제 등으로 따로 공급해 주어야 한다.

⑥ 섬유소

열량이 없으면서 변비를 예방하고 다른 심혈관계 질환의 예방을 위해서 일일 20~30 g의 섬유소를 섭취하도록 한다.

⑦ 수분

체중 감량 초기에 일어날 수 있는 탈수를 예방하기 위해서 일일 1~2 *l*를 섭취하도록 한다.

⑧ 알코올

알코올은 1 g 당 약 7 kcal의 높은 열량을 가지고 있고 고중성지방혈증을 유발하므로 금하여야 한다. 열량을 내는 알코올과 3대 열량영양소의 대사적 특징은 <표 2-7>과 같다.

■ 표 2-7 알콜과 3대 열량 영양소의 대사적 특징 ■

	단백질	탄수화물	지방	알콜
섭취 후 식욕을 억제시키는 작용	높다	높다	낮다	낮다
섭취한내로 산화시키는 작용	높다	높다	낮다	높다
일일 섭취에 기여하는 정도	낮다	높다	높다	?
에너지 밀도	낮다	낮다	높다	중간

(2) **초저열량 식사요법**(Very Low Calorie Diet, VLCD)

일일 800 kcal 이하로 섭취하는 것인데 철저한 의료팀의 감시하에서 시행해야하며 4개월 이상 지속해서는 안 된다. 영양 성분은 케톤산혈증을 방지할 수 있는 당질과, 질소 손실을 방지할 수 있는 양질의 단백질, 필수 지방산을 포함한 지방, 비타민과 무기질을 함유한다.

① 발전 과정

1964년에 간헐적인 단식으로 체중 감소를 했다는 보고가 있고, 1974년에 초저열량 식이 요법이 시작되었다. 1970년대에는 액상으로 된 단백질 상품이 나왔는데 콜라겐과 젤라틴으로부터 추출한 질이 좋지 않은 단백질로 만들어져 있어 심장부정맥으로 사망한 경우가 있었다. 최근 생산되는 제품으로는 우유와 난백에서 추출한 질이 좋은 단백질과 비타민, 무기질로 만들어져 있어 좀 더 안전하게 사용할 수 있다.

② 환자 선택

초저열량 식이 요법은 일반적인 식이 요법에 실패한 비만 환자나, 인슐린비의존성당뇨병, 고혈압, 고지혈증 등 비만으로 인한 관련 질환이 동반된 환자들에게 사용할 수 있다.

4개월 이전에 발생된 심근경색증, 불안정 협심증, 부정맥, 인슐린의존성당뇨병, 혈전성정맥염, 일과성 허혈성 발작, 소화성 궤양, 간질환, 담석증, 요독증, 통풍, 임신, 소아, 노인, 정신병 환자에서는 금기가 되며, 비행직, 소방직, 고도지역에서 일하는 사람에게도 시행하지 않는다. 초저열량 식이 요법을 하는 동안 스쿠버다이빙이나 공중 다이빙 같은 것은 하지 말아야 한다.

③ 실제 적용

시행하기 전에 병력 조사, 혈압, 맥박, 일반 혈액 검사, 간기능, 신장 기능, 혈당, 혈청 지질, 요산, 전해질, 소변 검사, 심전도 검사 등을 실시하여 부적응증 및 건강 상태를 평가해야 한다.

저혈압을 예방하기 위해 일일 수분을 약 2*l* 가량 마시도록 하고 변비를 예방하기 위해 대변완화제를 사용할 수 있으며, 프로그램이 끝날 때까지 1~2주 간격으로 진찰을 받으면서 부작용의 유무와 체중 감량에 따르는 건강 상태를 평가해야 한다. 안정시 대사율(또는 기초대사율)을 늘리고 제지방조직(LBM)의 보존을 위해 3주가 되면서부터 규칙적 운동을 시작한다.

환자의 강력한 동기가 없으면 초기에 탈락률이 높다. 체중 감량은 12~14주까지 지속되며 그때부터 식사를 서서히 늘리도록 한다. 생활습관이 근본적으로 교정되지 않으면 대부분 감량된 체중이 다시 늘어나게 됨을 주지시켜야 한다.

④ 부작용

가장 흔한 부작용은 이뇨와 나트륨 배설에 의한 탈수로 기립성 저혈압, 실신, 피로, 현기증 등이 나타날 수 있고 두통, 근육 경련, 두피 등도 동반될 수 있다. 또한 추위 불내성과 피부 건조를 보이게 되는데, 이는 안정시 대사율(또는 기초대사율)이 15~30% 감소되어 나타난 결과이며 이러한 현상이 14주 이상 지속하게 되면 탈모증도 생길 수 있다. 안정시 대사율의 감소 현상은 초저열량식이 요법을 끝낸 3개월까지 지속되기 때문에 이 시기에 식사 섭취를 갑자기 늘리게 되면 요요현상(yo-yo phenomenon, 감량하기 전처럼 체중이 증가하는 현상)이 나타나게 된다. 빈혈과 백혈구 감소증 및 소화기계 부작용으로 오심, 구토, 복통, 속쓰림, 설사, 변비, 췌장염, 담낭염이 나타날 수 있다. 급격한 식사 제한은 담석을 유발할 수도 있고 혈중 요산 농도가 상승되는데, 1~2주에 최고에 달했다가 정상으로 떨어질 수 있다. 각 장기별 부작용은 <표 2-8>과 같다.

■ 표 2-8 초저열량 식이요법의 부작용 ■

일반적증상	피로, 권태, 추위불내성, 피부건조, 탈모
중추신경계	두통, 집중력 장애
심 혈 관 계	기립성저혈압, 부정맥, 심근위축
소 화 기 계	구취, 공복감, 오심, 구토, 변비, 설사, 복통, 담석증의 악화
비 뇨 기 계	전해질 및 무기질의 손실, 요산 결석의 악화
생 식 기 계	월경불순, 성욕 감퇴
기 타	사망

3) 한 종류 식이요법(One food diet)의 실제

최근 몇 년 동안 급속히 유행되고 있는 한 종류 식이요법의 예를 몇 가지 소개하였다. 전술한 바와 같이 한 종류 식이요법은 필수영양소의 손실과 체중 감소 후 체중이 원래의 상태로 빠르게 되돌아가는 단점이 있다. 이러한 단점에도 불구하고 한 종류 식이요법이 유행하는 것은 단 시간에 많은 양의 체중을 감량하는 것처럼 보이기 때문인데, 이는 체지 방의 감소에 의한 것이라기보다는 수분과 근육의 손실에 의한 것이다.

사과 다이어트

다이어트 기간은 단 3일, 그 동안 사과는 좋아하는 만큼 먹을 수 있 으므로 다이어트에 의한 공복감 및 고통도 훨씬 적다.

(1) 필요한 식품

사과는 섬유소가 많고 그 섬유소는 거의 소화되지 않아 포만감이 오 래 유지되므로 식전에 먹으면 과식도 방지할 수 있다. 더욱이 사과 과 육의 86%가 수분이기 때문에 사과를 많이 먹어도 성분적으로 다이어 트 효과에 영향을 주지 않으므로 무리 없는 다이어트를 가능하게 해준

다. 각종 비타민, 체내 흡수력이 좋은 과당, 포도당, 사과산, 무기질 등
이 함유되어 있다. 또 사과에는 열기(熱氣)를 동반한 초조함을 억제하
는 작용이 있다. 가슴에 개운하지 않은 불쾌감이 있거나 정신적으로 피
로했을 때 사과를 먹으면 그런 증상이 사라진다. 그것은 사과에 함유되
어 있는 사과산, 구연산, 주석산 등의 작용에 의한 것이다.

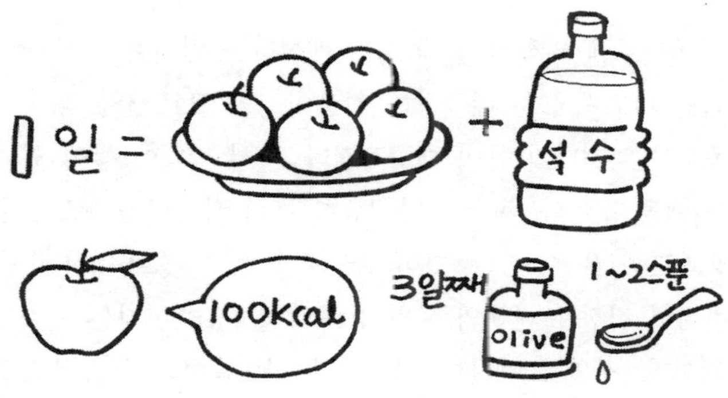

(2) 사과다이어트를 하는 요령

아침, 점심, 저녁 각각 한 두개의 사과를 먹는다. 그러나 그 이외에
오전이나 오후 혹은 밤중, 공복시 등 먹고 싶을 때마다 수시로 먹어도
좋다. 하루의 사과량은 보통 5~6개이지만 더 먹거나 덜 먹어도 상관없
다. 사과 1개의 열량은 약 100 kcal이다. 다이어트 기간 중 수분 보충을
위해 물을 마신다. 사과에는 수분이 함유되어 있지만 사과만으로 수분
이 부족할 때는 적당량의 물을 마시거나 또는 크림, 설탕을 넣지 않은
블랙커피(너무 진하지 않게)를 하루에 1 잔정도 마셔도 좋다. 약은 한방
약 이외에는 복용하지 않는 것이 좋다. 사과 다이어트 마지막 날인 3일
째 밤과 다음날 아침에는 올리브유를 2 작은술 마신다. 올리브유는 독
소 배설을 촉진하며 장 점막을 자극하여 배변을 돕고 장내를 깨끗이
하는 효과가 있다.

(3) 몇 가지 중요한 포인트

① 가능한 한 신진대사를 활발하게 한다.

　이를 위해 다이어트 기간 중에도 평소와 다름없는 생활을 하는 것이 중요하다. 몸을 쉬면서 다이어트하면 오히려 효과가 반감한다. 신진대사를 촉진하기 위해 다이어트를 하면서 가볍게 운동하거나 목욕을 하면 좋다.

② 사과 다이어트에 의해 몸의 독소를 배설하는 일이다.

　사과에는 체내 독소를 배출하는 작용이 있으므로 3일 동안 사과만 먹으면 독소가 빠져나가 몸이 깨끗해진다. 특히 장내에 쌓여 있는 숙변도 많이 제거될 것이다. 체내의 불필요한 것이 빠져나가므로 체중도 줄고 미용효과도 얻을 수 있다. 다이어트 중에 하루 몇 차례나 변을 보게 되는데 변색이 점점 노란색의 무취 상태로 변한다. 이것은 독소가 없어지는 증거이다. 장의 노폐물이 제거되면 여드름이나 부스럼도 치료되고 혈액이 깨끗해지므로 입술색도 좋아지고 피부도 투명해진다. 미용뿐 아니라 간염 및 고혈압에도 효과가 있다.

③ 사과다이어트 후의 문제

　3일간의 사과다이어트가 끝나면 독소가 배설되어 오감(五感)이 민감해진다. 미각과 후각이 좋아지며 귀도 잘 들리고 눈도 훨씬 맑게 보인다. 몸도 가볍게 느껴진다. 때문에 평소에 먹던 식사라도 짜고 맵고 양도 많다고 느낄 것이다. 다이어트 후 날카로워진 오감에 맞춰 싱겁고 맵지 않게 소식을 하는 것이 다이어트 효과를 더욱 높여 준다.

④ 한 번에 3일 이상 계속하지 않는다.

　한 달에 한 번 이상 하지 않고 한 번에 3일 이상 계속하지 않는다. 음식을 골고루 먹을 수 없는 다이어트 방법이므로 너무 오래 계속되면 필수 영양소의 결핍을 초래할 수 있다.

분유 다이어트

다이어트를 하면서 괴로운 일 중의 하나는 변비가 생기는 것인데, 분유에 많이 포함되어 있는 유당은 대장을 자극하여 변비를 막아준다.

(1) 분유의 특징

분유는 영양소의 조화가 뛰어나고 포만감을 주며 변비를 일으키지 않는다. 분유 다이어트의 효과는 특히 하반신, 아랫배에 살이 많거나 허벅지와 종아리의 군살을 제거하는데 좋다. 1회분 분유는 60 g 정도로 311 kcal의 열량을 낸다. 스테이크 하나가 약 700~800 kcal 열량을 내는 것과 비교하면 분유는 그것의 1/2에 해당된다.

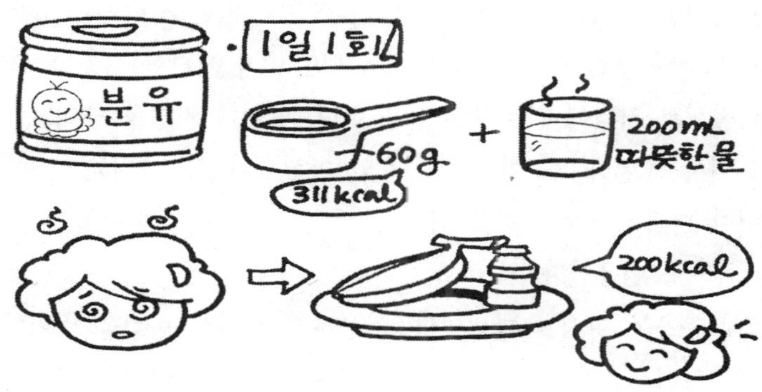

(2) 다이어트를 하는 요령

분유 다이어트는 기본적으로 1일 1회 실시한다. 하루 세 끼의 식사 중 한 끼와 대체하는데, 감량 목표에 따라 다르지만 15~30일만에 3 kg 을 줄일 수 있다. 그 후 체중 유지를 위해 식사 조절을 계속한다. 또 2~3 kg 더 빼려면 1개월 정도 쉬었다가 다시 재개한다.

① 2~3일간 테스트를 거친다.

　2일간 아침식사 대신에 분유를 마신다. 우유의 맛에 익숙해질 수 있는가, 배가 아프지 않는가, 자신의 적정량은 어느 정도인가 등을 체크한다. 가능하면 외출을 하지 않는 날, 직장에 나가지 않는 날을 택한다. 갑자기 배가 아파도 즉각 대처하기 위해서이다. 이 코스에서는 1회 30 g 정도로 규정의 반 정도 분량을 마셔 본다. 2일간 60 g 정도이므로 아기가 있는 친구에게 조금 얻어서 먹어 본다. 이 양을 마시면 빠른 사람은 1~2시간 후 늦어도 4~5시간 경과 후면 배변의 욕구를 느끼게 된다. 심한 변비에 걸린 사람이라면 이틀째에는 약간 양을 늘린다. 변의 상태를 봐 가면서 양을 조절한다. 점심이나 저녁은 보통 때와 다름없이 먹는다.

② 아침식사를 분유로 한다.

　아침만 분유로 먹고 점심과 저녁은 보통 때와 동일하게 먹는 단계, 평상시 아침을 거르는 사람이나 아침에 식욕이 없는 사람에게 좋은 방법이다. 그러나 드물게 이 방법을 적용하면 살이 찌는 사람도 있다. 이 경우엔 점심과 저녁에 칼로리 조절을 한다. 밥이나 지방을 줄이고 야채 중심의 식사를 한다. 또 아침에 우유만 마셨으니 점심, 저녁을 풍족하게 먹어야 한다고 착각하기도 쉽다.

③ 점심식사로 이용한다.

　점심때 분유를 마시는 방법이다. 처음부터 혼자서 점심을 먹어야 하는 사람이라면 이 방법이 효과적이다. 분유 한 잔과 약간의 쿠키 등을 곁들이면 좋은 효과를 얻을 수 있다. 점심 코스는 젊은 주부들에게 적당하다.

④ 저녁에 먹으면 효과적이다.

　아침, 점심은 든든히 먹고 저녁에 분유를 먹는다. 하루의 식사 중에서 가장 푸짐하게 먹을 수 있는 저녁에 분유 한 잔만 먹는다는 것은 괴로운 일이다. 그러므로 다이어트 효과도 가장 크다. 가능하면 단 기간에 확실한 감량 효과를 원하는 사람에게 적당한 방법이다. 익숙해질 때까지는 좀 괴롭겠지만 밤에 잘 때 위의 부담이 적고 아침에도 상쾌한 기분을 맛볼 수 있다. 하루를 상쾌하게 보낼 수 있는 좋은 방법이다. 이상의 3개 코스 중에서 무리하지 않고 자신에게 맞으면서도 실행 가능한 방법을 선택해야 한다. 다만 선택한 방법을 꾸준히 지속하는 것이 중요하다. 처음 1개월은 아침식사로 다음은 저녁식사로 하는 식으로 코스를 옮겨가며 실행해도 관계없다.

(3) 분유 다이어트의 5가지 성공 비결

① 바르게 만들어 바르게 마시는 것이 요점이다.

주의할 것은 분유와 더운물, 분유는 유아용이나 식물섬유를 첨가한 성인용 둘 다 좋다. 물의 온도는 60~65℃, 마셨을 때 뜨겁지 않은 정도가 좋다. 이것보다 저온인 것은 상관없지만 70℃ 이상이 되면 비피더스균이 활동하기에 장애가 생기므로 주의한다. 60 g의 분유를 200 ml의 더운물에 타서 마신다. 조금씩 입에 물고 껌을 씹듯이 우물거린다. 어떤 다이어트법도 매일 꾸준히 계속하는 것이 성공의 비결이다. 외출시에도 가벼운 마음으로 한다. 얽매여서 강박관념에 사로잡혀 있을 필요는 없다. 깜빡 잊고 우유가 떨어졌을 때는 하루쯤 쉬어도 좋다. 스케줄대로 하지 않아도 편안한 마음을 갖는 것이 더 오래 지속할 수 있는 방법이다.

② 분유에 다른 식품을 첨가하여 다양한 맛을 즐긴다.

분유는 식품이기 때문에 기본적으로 다른 어떤 식품과 함께 먹어도 관계없다. 분유의 단맛이 아무래도 석연치 않은 사람은 다른 한가지를 더 첨가하여 좋아하는 취향대로 먹어도 좋다. 그러나 열량이 지나치게 많지 않도록 한다. 첨가 식품으로는 인스턴트 커피 정도가 좋겠다. 그 외에 식성에 따라 코코아, 오렌지, 바나나 등을 바꿔서 섞어 먹으면 한층 다양한 맛을 즐길 수 있다. 지루하지 않게 다이어트를 계속하는 방법이다.

③ 공복감을 도저히 이길 수 없다면 ?

분유는 공복감이 적기도 하지만 역시 금방 배가 고파진다. 이때 바나나 요구르트를 만들어 먹는다. 조리 방법은 적당한 크기로 자른 바나나를 함께 섞어 먹는 것으로, 아기의 이유식으로도 좋다. 바나나에는 칼슘, 비타민이 많고 식물섬유도 풍부하고 요구르트는 저열량이기 때문에 소화도 잘 된다. 바나나 1개와 요구르트 200 g을 넣은 것이 200 kcal, 균형면에서도 열량면에서도 이상적인 보충식이 된다. 공복감을 이기는 것 이외에 우유에 싫증이 나기 시작했을 때 먹어도 좋다.

④ 장기적인 설사병에는 달걀 노른자가 좋다.

설사는 분유의 양을 줄이거나 물의 양을 늘려 엷게 타면 대부분 낫는다. 그러나 계속 설사가 날 때에는 우유에 달걀 노른자를 1개 섞어서 마신다. 또는 빵을 조금씩 뜯어서 타 먹으면 위에 머무는 시간이 길어져 설사를 줄일 수가 있다.

⑤ 아름다움을 원한다면 야채 주스를 첨가한 미용식을 만든다.

완전 영양식인 우유에 첨가하기 좋은 것은 야채의 비타민·무기질과 식물성 섬유. 열량이 적기 때문에 영양적인 조화를 이루는 다이어트를 할 수 있고 건강과 미용에는 지대한 공헌을 하는 중요한 영양소이다. 다이어트에 좋을 뿐만 아니라 일상적으로도 먹기 좋고 영양이 풍부한 훌륭한 음식이다. 당근(작은 것 1/2), 무(3 cm), 사과(작은 것 1/2)는 껍질채로 레몬즙(1/2개분)과 벌꿀 약간량을 믹서에 넣고 섞는다. 비타민, 무기질, 식물성 섬유가 적당량 혼합되고 약 100 kcal로 피부 손질에 좋은 효과가 있다.

(4) 주의점

분유는 식품이기 때문에 아무리 먹어도 부작용은 없다. 다만 분유의 양에는 개인차가 있으므로 적량보다 많이 마시면 설사를 할 수도 있다.

적당량으로 마셔도 어느 정도 익숙해지기까지 설사를 계속할 수도 있으므로 설사가 심하면 약간 양을 줄인다. 또 분유에 의한 설사는 복통이 없으므로 걱정하지 않아도 된다. 분유는 마법의 다이어트 약이 아니다. 필요한 영양분이 골고루 들어 있고 저열량이기 때문에 다이어트에 좋은 식품일 뿐이다. 그러므로 분유 다이어트를 그만 두어도 저열량으로 균형을 맞춰 주면 살은 찌지 않는다. 식생활을 개선해야 이후로도 성공할 수 있다

건빵 다이어트

짜여진 식단대로 식사를 하면서 다이어트를 하기는 번거롭고 운동을 하기에는 시간이 허락되지 않는 직장여성들에게 적당한 다이어트 법이다.

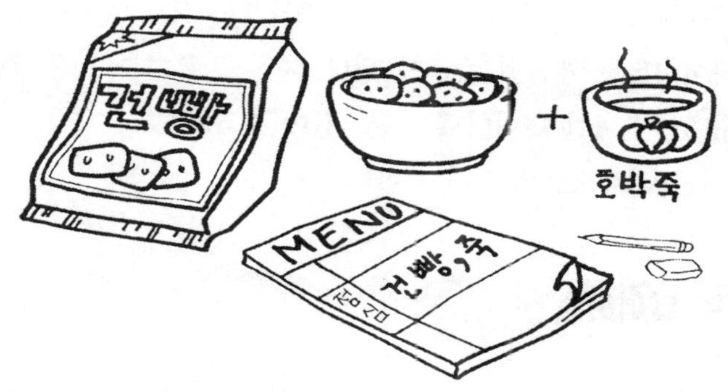

(1) 다이어트 하는 요령

① 아침식사

먹고 싶은 음식을 마음대로 먹는다. 가능한 영양의 밸런스를 맞춰 충실하게 충분히 먹는다.

② 점심식사

건빵 다이어트 실천, 건빵 한 봉지나 비스켓을 3~6개를 먹는다. 그리고는 야채죽이나 호박죽, 잣죽을 보충해준다. 이러면 점심은 끝이다. 낮시간대에는 정신적, 신체적 활동이 많은데 건빵은 탄수화물이 주성분이므로 활동에 지장을 주지 않는다.

③ 저녁식사

가능한 한 간단히 먹어야 한다. 기름기를 제거한 단백질 식품을 주로 먹는다. 해조류를 먹거나 생선도 괜찮다. 그리고 일주일에 한 번은 저녁을 거른다. 또 일주일에 하루는 맥주 두 잔이나 와인 한 잔과 비스켓 하나 정도로 저녁을 대신한다.

(2) 주의점

위와 같은 코스로 하면 일주일에 1 kg을 감량할 수 있다. 이 정도라면 건강에 심각한 영향을 줄 수준은 아니다. 오히려 몸이 가뿐해지는 느낌이 들것이다. 그러나 주의할 것은 일주일 실천으로 효과를 보았다고 건빵 다이어트를 계속해서는 안 된다. 자주 반복하는 것은 건강에 해를 줄 수 있다. 이런 다이어트는 단기간에 효과를 보고 끝내는 것으로 만족한다는 생각으로 도전해야 한다.

요구르트 다이어트

요구르트를 효소음료와 더불어 약 일주일 동안 점심시간에 집중적으로 먹으면 장을 건강한 상태로 만들고 또한 높은 체중 감량 효과도 볼 수 있다.

(1) 장의 운동이 좋아진다.

체중의 증가를 비롯해 몸의 불쾌 증상의 대부분은 장내의 부패로부터 오는 것이다. 변이 장내에 오래 머무르면 독소가 체내에 흡수돼 전신에 독소를 퍼뜨리게 되어 우리 몸의 약한 부분에서 병을 일으킨다. 그러므로 컨디션을 조절하는데는 장을 조절하는 것이 가장 중요하다. 요구르트를 먹으면 장내의 이로운 균이 활성화되어 장의 운동이 조절된다. 또 장의 운동이 좋아져 부패했던 변이 배출되는 것이다. 게다가 요구르트는 칼슘이 풍부하고 동물성 단백질이 소화 흡수되기 쉬운 형태로 함유되어 있다. 그리고 비타민류와 미네랄류도 포함되어 있는 아주 뛰어난 건강 식품이다. 이러한 요구르트를 효소음료와 더불어 약 일주일 동안 점심시간에 집중적으로 먹음으로써 장을 건강한 상태로 만들고 또한 높은 체중 감량 효과도 볼 수 있게 된다. 요구르트 다이어트를 시행할 때 고형 음식물을 피하면 항상 운동하고 있던 내장을 쉬게 함으로써 컨디션이 훨씬 좋아진다. 또 장의 움직임이 좋아져서 변비가 사라져 피부도 깨끗하게 되고 여드름이나 부스럼이 없어진다. 머리도 맑아지며 정신적으로도 안정된다.

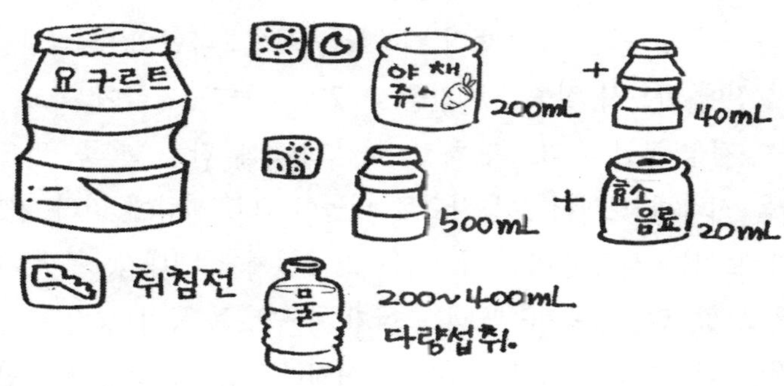

(2) 다이어트 하는 요령

일주일 정도 지속하면 본래 체중의 10%정도가 빠진다. 체중이 60 kg인 사람이라면 약 6 kg이 빠진다. 일주일 동안 잠자리에서 일어나자마자 400 ml씩 마신다. 이렇게 하면 배변이 쉬워진다. 아침식사는 야채 주스

200 ml와 효소 음료 40 ml이다. 야채주스는 가능하면 손수 만든 주스가 좋지만 첨가물이 적은 통주스도 괜찮다. 100% 사과주스라도 상관없다. 매일 아침 주스를 먹음으로써 요구르트에 부족한 엽록소와 비타민 C를 보급할 수 있다. 이 다이어트 법에서는 효소음료를 마시는 것도 중요하다. 효소음료를 야채주스에 섞어 마셔도 좋고 따로 물에 타서 먹어도 좋다. 점심은 요구르트 500 ml와 효소음료 20 ml, 요구르트에 효소음료를 섞어 먹도록 한다. 이때 설탕이나 과일 등이 첨가되지 않은 요구르트를 이용한다. 요구르트 500 ml를 전부 먹을 수 없을 때는 나머지를 저녁 식사 때 해결한다. 저녁에는 다시 야채주스 200 ml와 효소음료 40 ml를 마신다. 취침 전에는 물을 200~400 ml 정도로 잔뜩 마신다. 다이어트 중에 탈수증상이 일어나기 쉬우므로 수분을 부족하지 않게 섭취한다. 공복감을 억제하는 데도 도움이 된다. 요구르트와 야채주스 외에 하루 2ℓ의 수분섭취가 요구된다. 생수, 감잎차, 쑥차, 삼백초차 등을 마시는 것도 좋다. 배가 너무 고프면 초간장을 두른 우무, 미역, 다시마 등을 먹어도 좋다. 일주일 동안 이 방법의 식생활을 계속했다면 평소 식생활로 돌아가기 전에 반드시 절충식 기간을 1~2일 갖는다. 자극이 적고 소화가 잘 되는 것을 조금씩 먹도록 하고, 약간 싱겁게 간을 한 죽, 맑은 된장국 등을 시작해 서서히 보통식으로 되돌아간다. 사람에 따라 컨디션에 변화가 보이는 사람이 있으며, 처음 2~3일째에 권태감, 두통, 머리가 무거운 느낌, 일어섰을 때 느끼는 현기증, 구토증 등이 생길 수 있으나 일시적인 현상으로 얼마간 지나면 없어진다. 그러나 증상이 심할 때는 무리하지 말고 중지하는 것이 좋다. 염분이 부족해 탈수증을 느끼는 경우에는 매실 장아찌를 하루 1개를 먹으면 회복된다. 기본적으로 일주일이 요구르트 다이어트 기간이지만 단기간의 다이어트도 가능하다. 앞에서 설명했던 식사 내용으로 1~3일만 다이어트를 하는 것이다. 이것을 장기적으로 반복한다. 즉, 1주일 중 하루만 휴일에 하는 방법이다.

(3) 주의점

① 처음 시도하는 사람이라면 단식 혹은 요구르트와 같은 반단식을 할 때는 그 일수를 5~7일 이내로 하고 절충식 기간을 꼭 가지도록 한다.

② 감량이 목적이라면 1회의 짧은 다이어트(반단식)만으로는 불충분하다. 1~3개월을 두고 2~3회 반복한다.

③ 다이어트 중의 공복감은 대단한 것이 아니지만, 절충기에 죽 등의 부드러운 것을 먹기 시작하면 자연 식욕이 당기게 된다. 자기 집에서 할 때는 너무 먹지 않도록 주의해야 한다.

④ 우유에 알레르기가 있거나 몸이 쇠약한 사람은 무리하지 않는 게 좋다. 위궤양, 십이지장궤양, 당뇨 등의 증세가 있는 사람도 삼가야 한다.

오이 · 당근 다이어트

당근과 오이는 정말 다이어트에 좋은 식품이다. 당근은 무기질과 비타민이 많고 위, 장 그리고 간장을 깨끗이 씻어주는 역할을 한다. 특히 시력 회복을 도와주는 비타민 A까지 많다. 오이는 피를 맑게 해주고 피부가 탱탱하고 윤기가 흐르게 해주는 역할을 한다. 오이는 수분이 대부분이라서 1개(100 g)당 약 19 Kcal의 열량 밖에 안 된다. 소화도 잘 돼서 많이 먹어도 상관없고 변비에도 좋다. 고민거리 여드름도 오이가 해결해 주는 등 피부에도 좋다. 입이 심심한대 군것질거리가 없다 싶으면 냉장고에서 시원하고 싱싱한 오이를 꺼내 깎아 먹는 것도 좋을 듯 싶다.

(1) 다이어트 요령

도저히 못 참고 폭식을 한 날이라면 식사량을 반쯤 줄이고 저녁엔 당근이나 오이를 먹어보자 그냥 생으로 먹어도 좋고 갈아서 주스를 만들어 먹어도 좋다.

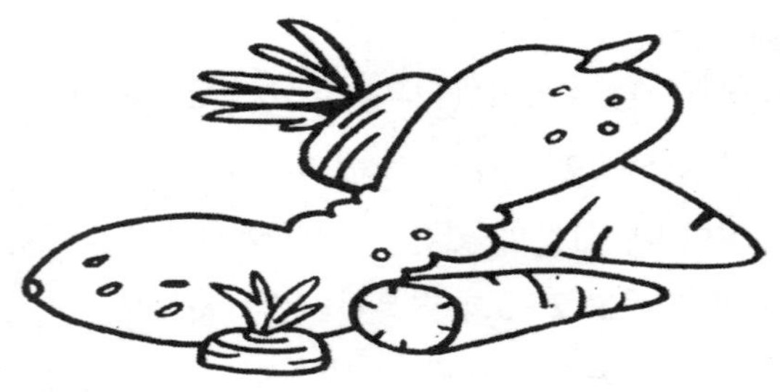

(2) 주의점

당근에는 비타민 C를 파괴하는 아스코르비나제(ascorbinase)가 있어서 비타민 C가 풍부한 다른 야채와 섞어 먹으면 안 된다. 하지만 오이는 꼭지를 잘라내거나 또는 익히거나 초를 쳐서 먹을 때라면 다른 야채와 함께 먹을 수 있다.

포도 다이어트

포도의 주성분인 포도당과 과당은 피로회복에도 즉효다. 건포도도 마찬가지로 무기질이 풍부하여 병중이나 병후의 체력회복에 효과적일 뿐더러 빈혈이나 암예방을 위해서도 그만이다. 포도를 먹으면 피가 깨끗해지고 피부가 확실하게 좋아진다.

(1) 다이어트 요령

초보라면 1주일, 좀 익숙해지면 2주일, 다이어트를 하기 전 2~3일은 단식, 포도의 성분을 흡수하려면 몸속을 완전히 비워야 하기 때문에 관장도 함께 실시한다. 관장이 어려우면 2~3일 동안 서서히 식사량을 줄이면서 물을 많이 마시는 것도 괜찮다. 그 후 포도를 하루에 1 kg에서 1.5 kg정도 먹는다. 하루 5회 정도 나눠서 3시간에 한번씩은 포도를 먹고 중간에 따뜻한 물을 1~2컵씩 먹는다. 배가 고파 견딜 수 없을 때는 물만 먹는다. 다른 간식은 금물이다.

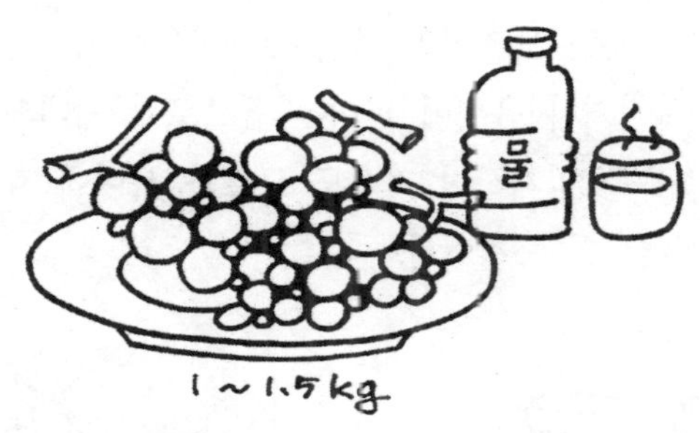

(2) 주의점

다이어트를 1주일 했으면 보식을 1주일, 2주일했다면 보식도 2주일 간 실시한다. 또 포도 다이어트를 마친 후에 2~3일간 포도와 함께 다른 과일을 먹는건 절대 금물, 하루 5회를 먹되 아침, 저녁으로 포도 2회, 다른 과일을 포도와 같은 양으로 3회, 그 후엔 2~3일 동안 율무, 현미, 보리, 콩가루 등으로 끓인 된 죽과 당근, 양배추 같은 생야채 한 가지씩과 현미, 잡곡밥 반공기를 오래오래 꼭꼭 씹어 먹기, 그렇게 천천히 양을 늘려가야한다. 몸이 퉁퉁 붓고 속이 쓰리고 아프다면 그건 맵고 짠 음식을 먹었기 때문이며 실패했다는 신호이다.

허브 다이어트

허브는 사람 몸에 좋은 효과를 주는 식물들을 통칭하는 말이다. 오래된 지혜를 통해 허브는 아름다워지는 방법으로, 또 정신을 안정시키

는 방법으로 다이어트에 응용할 수 있게 되었다. 그래서 허브 다이어트
는 정확한 수치의 체중을 줄이는 방법이기보다는 생활속에서 늘 이용
해서 살이 찌는 것을 예방하고 다른 다이어트를 하면서 느끼게 되는
스트레스를 해소하는 보조적인 방법으로 이용할 수 있다. 또 습관적으
로 허브차를 마시거나 음식에 넣어 먹음으로써 체내의 지방을 서서히
분해시키고 식욕을 억제하여 자신도 모르는 사이에 효과를 보는 것이
바로 허브다이어트의 특징이다.

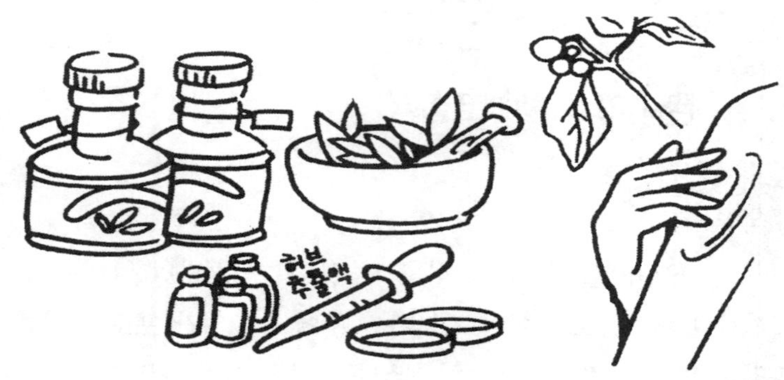

(1) 허브 다이어트의 효과

① 먹어서 얻는 효과

신선한 생허브나 마른 허브를 음식에 넣어 섭취한다. 허브의 독특한
향 덕분에 소금이나 설탕 등 조미료를 상당량 줄여도 된다. 향신료를
많이 먹는 것도 비만의 원인 중의 하나이다. 그러므로 향신료를 적게
먹는 것 역시 다이어트에 도움이 된다. 게다가 허브에는 비타민, 무기
질이 풍부하게 들어 있어서 피부 미용에도 좋다.

② 허브맛사지

허브에서 추출한 엑기스로 맛사지를 한다. 이렇게 하면 혈액 순환도
잘 되고 허브의 성분이 피부에 작용하여 피부도 고와진다.

(2) 허브차 만들기

허브는 향이 너무 강하기 때문에 음식에 넣어 먹으면 비위가 상하는
사람도 있다. 이런 사람은 쉽게 마실 수 있는 허브차부터 시작해 본다.
녹차나 자스민차의 감각으로 마시면 익숙해지고 각 차에 따라 원하는
효과도 볼 수 있다.

① 차 끓이는 비율

끓인 물에 보통 허브잎은 3분, 딱딱한 막대 허브는 5~10분간 담가
둔다. 더운물에 티스푼 하나 정도가 적당하다.

② 허브차의 종류

▶ 지방분해 : 포존 + 리덴도

▶ 식욕억제 : 기루몬 + 히소프 + 베르가몬드 + 오렌지 + 파치
　　　　　　　떫은맛이 강하므로 마시기 힘들면 이 가운데 한 가지
　　　　　　　만 넣은 차로 시작한다.

▶ 부종 : 페네르 + 주니퍼 + 히소스 + 카모마일
　　　　가장 마시기 편한 차이다.

▶ 신진대사촉진 : 세지 + 타임 + 댄디라이온 + 로즈마리 + 주니퍼
　　　　　　　　로즈마리 향이 전체적인 분위기를 주도한다.

밤 다이어트

밤에는 5대 영양소가 골고루 들어있는데 비해 열량이 높지 않아 다
이어트 식으로 좋다(생밤 100 g은 150 kcal).

(1) 다이어트 요령

밤 다이어트는 식사대신 밤을 먹는 것으로, 생밤을 먹는 것이 열량
이 가장 낮아 효과적이지만 삶은 밤도 그리 큰 차이는 없다. 공복감이

느껴질 때 수시로 먹어도 관계없고 양에도 그리 구애받을 필요가 없다. 단 충분한 수분을 섭취하는 것이 중요하며 블랙커피나 녹차 등을 마셔도 된다. 기간은 3일 정도가 적당하며 마지막날 저녁 올리브 기름 한 스푼을 먹어 숙변을 제거하는 것을 잊지 않는다. 다이어트가 끝나면 유동식으로 보식기간을 가진 뒤 보통식으로 들어가는 것이 좋다.

(2) 주의점

밤 다이어트는 3일에 2~3 kg 정도 줄일 수 있으며 여러 날 강행하기보다는 2~3주 간격을 두고 실시하는 것이 좋다.

▣ 물 다이어트

미네랄 워터는 체내의 수분 평형을 조절하고 불필요한 수분을 몸 밖으로 배출한다.

(1) 다이어트 방법

아침에 일어나서 2컵의 물을 마신 다음 아침 식사를 한다. 점심과 저녁식사 전에도 똑같이 물 2컵을 마시고 간식을 먹고 싶거나 공복감을 느낄 때도 수시로 물을 마신다. 이렇게 하면 물을 많이 마시게 되어 자연히 화장실에도 자주 가게 된다. 오이, 수박, 우엉, 해조류 등 이뇨 작용이 있는 식품을 먹어 주면 수분이 몸에 머물러 있는 시간이 짧아진다.

(2) 수분 공급을 물만으로 한다.

물은 그냥 수돗물보다는 칼슘, 마그네슘, 칼륨 등이 들어 있는 미네랄 워터가 적합하다. 미네랄 워터는 체내의 수분 평형을 조절하고 불필요한 수분은 몸밖으로 배출하기 때문에 체내에 들어 있는 노폐물을 가지고 나간다. 이것으로 인해 몸 속의 신진대사를 활발하게 해주고 이런 작용이 다이어트의 효과를 볼 수 있게 한다. 물 다이어트는 마시는 타이밍이 중요하다. 배가 비었을 때 물을 마시면 위액을 희석시켜주어 식욕을 떨어뜨리고 과식을 피할 수 있게 도와준다. 또한 청량음료를 좋아한다면 이것을 물로 바꾸기만 해도 다이어트 효과가 있다. 그러나 전혀 식사를 하지 않고 물만으로 다이어트를 하려는 생각은 아주 위험하다.

(3) 물다이어트가 맞는 사람

아래에서 3가지가 맞으면 물 다이어트를 시작한다.

① 시간이 걸려도 간단한 방법으로 날씬해지고 싶다.
② 별로 땀을 흘리지 않는다.
③ 건강법과 함께 다이어트를 하고 싶다.
④ 주스나 청량음료를 좋아한다.
⑤ 소변 보는 횟수가 적다.

(4) 효과

2주정도 계속해야 효과가 있다. 2주가 지나면서부터 살이 빠지는 것은 물론 수분 보급이 잘 되어서인지 피부도 좋아진다.

(5) 주의점

건강한 사람은 물 다이어트로 충분한 효과를 볼 수 있다. 그러나 신장의 기능이 약한 사람은 조심하지 않을 경우 수분이 몸 안에 고여 몸이 붓는다거나 뚱뚱해지는 원인이 될 수 있다.

벌꿀 속에는 각종 비타민 및 무기질 등이 골고루 들어있어 빈혈이나
허약체질의 사람일지라도 시도해볼 만한 다이어트이다.

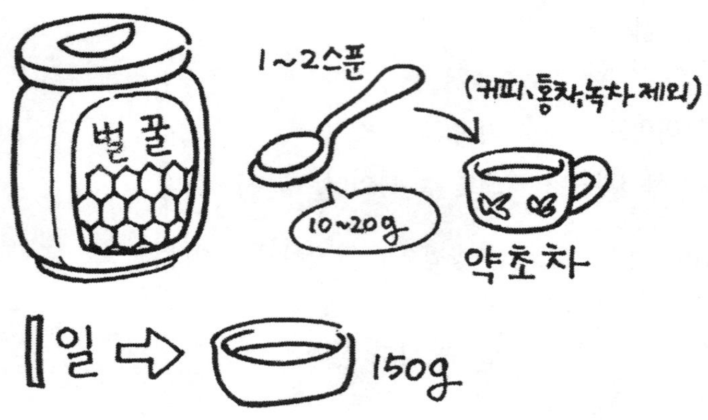

(1) 다이어트 요령

정기적으로 한 달에 한번씩 다이어트를 한다. 벌꿀을 하루 3번 식사
시간에 밥 대신 먹는다. 벌꿀과 수분만을 섭취하되 한 번의 분량은 큰
숟가락으로 1~2개(약 10~20 g) 정도이다. 뜨거운 물이나 약초차(허브
차, 보리차, 율무차 등)에 타서 마신다. 단 카페인이 들어있는 커피, 홍
차, 녹차는 제외한다.

(2) 진짜 벌꿀 감별법

숟가락에 벌꿀을 덜어서 아래로 떨어뜨려 봤을 때 물엿처럼 주르르
흘러내리면 가짜, 뭉치는 성질이 있어 또박또박 잘려 떨어지면 진짜다.

(3) 배가 고파 견딜 수 없을 경우

간식으로 벌꿀을 조금 더 먹어도 괜찮다. 하루 섭취할 수 있는 벌꿀의 양은 150 g이다.

(4) 주의점

다이어트 직후에 밥을 먹는다면 100% 실패한다. 벌꿀 다이어트를 한 후엔 위장이 몹시 민감해져 있으므로 이 때 갑자기 먹어댄다면 위험천만하다. 우선 다음날은 미음이나 죽으로 보식기간을 두면서 서서히 보통 때의 식사로 돌아간다. 역시 짠 음식은 금물이다.

식초 다이어트

장기간 복용하면서 조금씩 빠지는 것을 지켜보는 것이 포인트이다. 식초는 다이어트뿐만 아니라 피부 미용에도 효과가 있다.

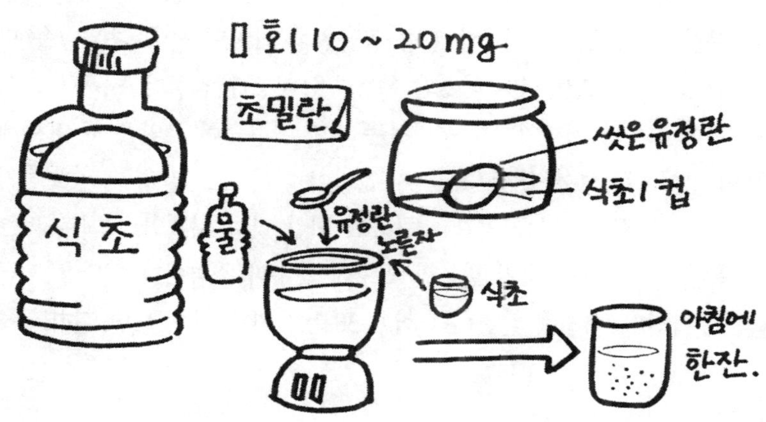

(1) 식초 다이어트의 특징

식초는 지방합성을 억제하고 지방을 분해시켜서 그 축적을 방지하는 작용을 한다. 그러므로 식초를 장기간 복용하면 다이어트에 도움을 받을 수 있다. 식초는 1회에 10~20 mg 정도 마시는 것이 좋다. 이것은 소주잔으로 반 잔 정도 되는 분량으로 직접 마셔도 좋다. 마시기 힘들면 물로 희석시킨 후 꿀을 타서 마시면 한결 쉽게 먹을 수 있다. 그러나 위산의 분비가 많은 사람은 직접 먹는 것보다 요리에 많이 첨가해 섭취하는 것이 좋다.

(2) 다이어트 하는 요령

현미 식초와 계란이 주재료인 초밀란은 예로부터 질병의 회복을 돕고 정력증진에도 효과가 있는 건강식품으로 알려져 있으며 특히 비만인 사람에게 효과가 있는 미용 식품이다. 또 이 초밀란을 매일 한 달 정도 먹으면 피부에 윤기가 돌며 기미가 씻은 듯이 없어진다. 초밀란을 복용함으로 혈액의 흐름이 좋아지고 신진대사가 활발해져 피부에 영향을 미치는 것이다. 현미식초에 유정란을 넣어 껍질을 녹여 먹는 초밀란은 계란 껍질의 풍부한 칼슘 때문에 최상의 칼슘 공급원이 되기도 한다. 초밀란을 만들기 위해서는 반드시 현미 식초와 유정란을 사용해야 한다. 시중에 나와 있는 현미 식초가 진짜인지를 구별하는 방법은 흔들어 보았을 때 표면에 거품이 많이 나야하고 쉽게 없어지지 않아야 한다. 초밀란은 계란 노른자와 식초가 주재료인 만큼 약간 시큼하고 비린 맛이 나지만 그대로 먹는 것이 몸에 좋다. 그냥 먹기 힘들면 입맛에 맞추어 소금이나 설탕을 조금씩 넣어 마신다. 아침에 한잔이나 식후 30분이 지난 뒤 먹으면 된다.

(3) 초밀란 만드는 방법

① 유정란 1개를 물에 깨끗이 씻어 물기를 제거한다.

② 현미식초 1컵과 씻어놓은 계란을 투명한 용기에 통째로 담가 3~4일
　동안 밀봉해둔다.
③ 변화하는 모습을 관찰하면 계란 주위에 물거품이 생기고 껍질이 녹
　는다. 껍질이 녹아 흐물흐물해졌을 때 노른자를 건진다.
④ 믹서에 노른자와 식초 한 스푼을 넣고 생수를 넣어 갈면 완성된다.

감식초 다이어트

　하루 다섯끼 먹고도 5주만에 5 kg 뺀다. 감식초는 성인병 예방, 피로
회복, 숙취 예방, 스트레스 해소, 살균 효과, 영양소 상승 효과 등 다양
한 예방 및 치료 효과를 얻을 수 있는 알칼리성 건강식품이다.

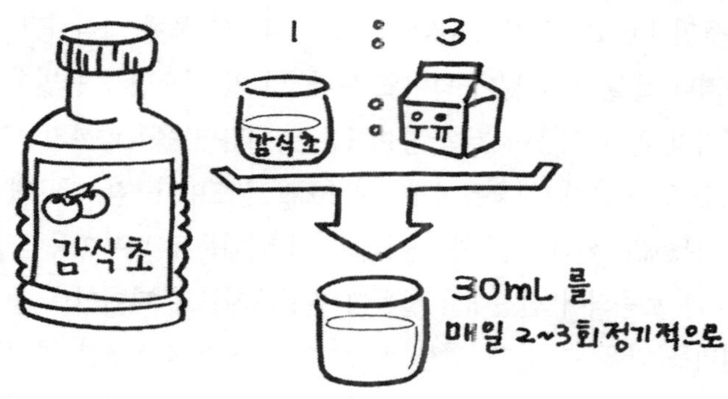

(1) 감식초

　감을 일정기간 발효, 숙성시켜 식초 맛이 나게 만들어 마시는 민간요
법의 하나이다. 연시나 단감을 발효, 숙성시키기 때문에 감에서 나오는
영양분이 몸에 고루 분배되어 식욕을 별로 느끼지 않게 된다. 또 항비만
아미노산과 지방의 분해를 촉진하는 펩톤이 포함되어 있어 지방의 합성

을 억제하고 축적된 지방을 분해시켜 비만을 방지하는 이중효과가 있다. 감식초를 만들 때는 공기가 통하지 않는 밀폐된 공간에 다이어트 기간 동안 먹을 연시를 담아놓고 15일 이상 발효, 숙성시키면 식초처럼 신맛을 느낄 수 있으며 유리병에 담아 4~5일간 냉장 보관한다. 이때 감은 주홍빛으로 적당히 익은 연시가 좋은데 특히 서리를 맞은 것이 더 효과적이다. 감이 서리를 맞으면 텁텁한 맛이 사라지고 당분이 늘어나 발효되기 쉽기 때문이다. 감이 완전히 발효되어 식초처럼 신맛이 날 때까지 기다려야 하고 무공해 감식초는 상하기 쉬우므로 반드시 냉장보관 한다.

(2) 다이어트 요령

다이어트를 할 때 식사를 중단하고 하는 것은 절대 금물이다. 기간을 짧게는 일주일에서 6개월까지 지속할 수 있으므로 감량효과를 보아가면서 기간을 정한다. 하루에 3번 20 ml 정도(소주잔으로 반잔)를 먹는데 먹기가 힘들면 10~20 ml 정도의 감식초를 3~4배의 물에 희석시켜 매끼 식후에 먹거나 꿀을 조금 넣어 먹어도 된다. 몇 일 먹으면서 특별한 부작용이 느껴지지 않고 체중이 계속 줄어드는 추세라면 목표량까지 이어간다. 감량할 수 있는 최대 체중은 6개월에 10 kg 정도이다. 감식초 대신 사과식초를 이용해도 된다. 식초를 반복해서 먹기 때문에 피부미용에 좋고 식물섬유소가 보충되어 신진대사 활동이 원활해지므로 다이어트 중 생기기 쉬운 변비를 막을 수 있다. 위산 과다증이 있으면 감식초를 마시는 것이 부담이 되므로 직접 마시기 보다 요리에 감식초를 사용하는 방법을 사용하도록 한다. 또 감식초에 검정콩을 3 : 1의 비율로 담아 함께 절여 먹으면 위장의 쓰림이 해소될 수 있고 간 기능도 강화되는 효능이 있다.

(3) 감식초가 좋은 이유

감식초는 초산, 구연산, 사과산 등 60여 가지의 유기산이 풍부하고 탄닌 성분과 비타민 C를 다량 함유하고 있다.

① 초산은 체내의 신진대사를 원활하게 하며 몸의 노폐물을 분해, 배출시키는 작용을 하고, 체내에서 생성된 각종 산성물질을 체외로 배출시켜 우리 몸을 중화 또는 약알칼리성 체질로 개선시켜 준다. 피로의 원인 물질인 유산(젖산)은 ‘구연산회로’라고 일컬어지는 화학반응을 통해 인체에 해가 없는 물과 탄산가스로 분해하여 피로회복이나 피로예방에 좋으며 혈액 중 헤모글로빈과 산소의 친화력을 높여주는 성질이 있어 가스 중독의 해독제로 이용되어 왔고, 몸을 유연하고 탄력있게 해주며, 비만 및 노화방지에도 효과가 탁월하다.

② 지방의 합성을 예방하는 기능과 더불어 지방의 분해를 촉진, 지질의 축적을 억제하고 이뇨작용을 촉진, 체내의 염분을 배설시키며, 동맥을 청소해주는 기능을 하여 혈압을 안정시켜 동맥경화를 예방하므로 뇌일혈, 중풍, 고혈압 환자에게 좋다.

③ 위액의 분비를 늘려 위산 부족을 막아주고 위액을 대신하는 기능이 있으며 소화기 신경을 자극하여 식품의 소화흡수율을 높이고 장기능을 좋게 하여 소화를 촉진하고 살균기능까지 있어 장내의 유해한 세균번식을 억제하여 변비를 개선해주며 피부미용 및 다이어트에도 좋다.

④ 초산은 야채류에 많이 함유되어 있어 체내의 칼슘과 결합하여 생기는 신장결석의 원인인 수산칼슘을 체외로 배설시키는 작용을 한다.

(4) 감식초 사용법

감식초는 소주 한 컵 분량인 30 ml 정도(숙변이 나오게 하려면 처음 먹는 양을 60 ml 정도 복용한다)를 매일 2~3회 장기간 복용하면서 조금씩 살이 빠지는 것을 볼 수 있다. 식초 함량이 2~4%로 맛이 부드러워 그냥 마셔도 되고 냉수; 요구르트, 우유, 꿀물, 야채즙 등에 1 : 3의 비율로 섞어 1일 2~3회 식후 시원하게 마시면 더욱 맛이 좋다. 가격은

500 ml, 1*l* 들이가 각각 5천원, 1만원 선이다. 제품은 농협에서 판매한다. 이외에도 음식에 넣는 조리용으로 사용할 수도 있으며, 검정콩을 1 : 3의 비율로 유리병에 담구어 4~5일 정도 절인 후 1일 3~4회 2수저 정도를 반찬이나 간식으로 먹을 수 있는 초콩, 감식초에 계란을 넣어 상온에서 약간 어두운 곳에 1주일간 두었다가 먹는 초란, 10일간 마늘을 담갔다가 매운맛이 없어지면 먹는 초마늘 등으로 응용되고 있다. 식초를 필요로 하는 요리에 사용하면 감칠맛을 느낄 수 있다. 일본, 미국 등 외국에서는 식초가 조미료가 아닌 건강식품으로 이미 자리를 잡고 있는 상태다. 미국의 사과식초, 유럽의 와인 식초, 독일의 몰트식초 등 이미 세계적으로 유명한 식초와 비교해 우리 나라의 감식초는 맛이나 성분에서 전혀 뒤지지 않는 알칼리성 건강 음료로 이들 세계 유명 식초와 어깨를 나란히 할 날이 멀지 않았다.

감자 다이어트

감자에는 비타민 B와 C, 무기질 등이 풍부하게 들어 있으며 탄수화물 식품 중 열량이 높지 않은 알칼리성이다.

(1) 다이어트 요령

아침식사로 껍질을 벗긴 생감자를 갈아 물에 타서 한 컵 마신다. 감자즙은 공복에 마시는 게 가장 효과적이다. 점심식사로 감자를 2개 정도 삶아 먹거나 감자밥을 해 먹을 수도 있다. 저녁식사는 알감자 조림과 감자즙을 한 컵 마신다. 적당량의 야채를 함께 먹어도 된다. 물론 마요네즈나 고지방 드레싱을 쳐서는 안 된다. 다이어트 기간은 3일이다.

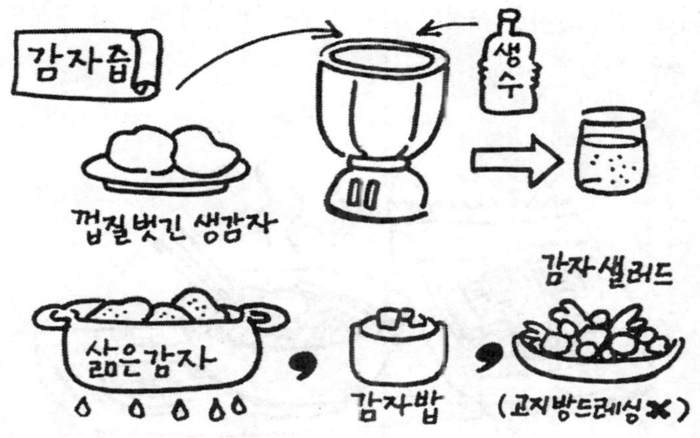

(2) 주의점

① 배가 고플 경우, 적당량의 야채를 함께 먹을 수 있다. 단 마요네즈나 고지방드레싱은 삼간다.

② 욕심을 버리고 한 두달에 한 번씩하면 1~3 kg이 줄어든다. 만일 3일 이상 장기간 감자 다이어트를 하려면 하루에 한 두끼는 감자 다이어트를 하고 나머지는 보통 식사를 하는 것이 좋다.

라면 다이어트

라면에 스프를 넣고 끓인 후 국물은 버린 후 건더기 위에 흰살생선이나 생선알, 야채, 조개, 게 등을 얹어 먹는다. 이 방법은 단백질을 강화시켜 전체적인 열량을 줄이는 효과를 낼 수 있다. 즉, 국물을 뺀 라면(약 400 kcal)에 생선살을 섞어 먹음으로써 지방의 양을 줄이고 단백질에 대한 보강작용을 나타내는 효과를 줄 수 있다. 그러나 이 방법도 스프와 전체적인 물의 양을 얼마나 조절하느냐에 따라서 염분의 양이 결정되는 것이라 자칫 수분의 결핍과 염분의 양에 따라서 염분이 몸에 쌓여 몸의 부종을 초래할 수도 있다.

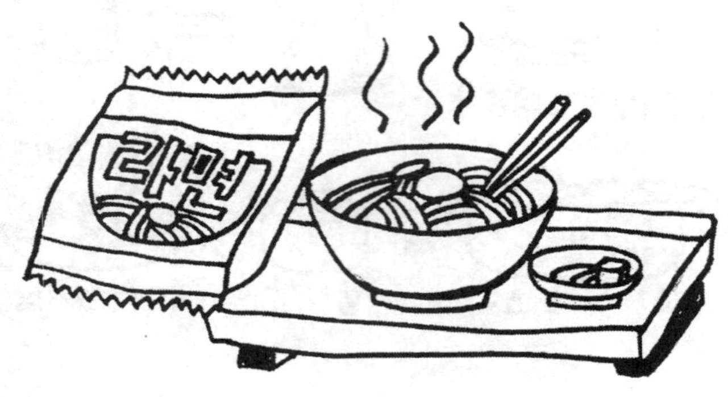

(1) 라면

1963년 9월 일본을 통해 우리 나라로 처음 들어온 라면은 값이 싸고 저장성이 좋아 바쁜 현대인들에게 이상적인 기호식품이다. 면을 증숙시킨 후 기름에 튀긴 유탕면과 기름에 튀기지 않은 건면에 분말수프를 합쳐 만든 것이다. 요즘은 양념 간장이나 참기름이 들어간 액체수프, 페이스트, 건조 야채 등을 첨가해 맛과 질이 더욱 좋아졌다. 간식과 밤참으로 자주 먹는 라면은 소맥분을 반죽하여 국수 모양으로 만든 다음 컨베이어 벨트의 속도를 조절, 라면 특유의 꼬불꼬불한 면발 형태를 유지시켜 만들거나 소화가 잘 되는 알파전분으로 만들어 주기 위하여 100℃ 이상의 스팀을 이용한 스팀박스를 통과시킨 후 150℃의 기름에서 튀긴다. 기름기가 많아 고열량(454 kcal)이라고 피하는 여성들이 많은데 조리 방법에 따라 얼마든지 라면을 다이어트식으로 즐길 수 있다. 가장 기본적인 방법은 한 번 끓여 국물을 따라 버리는 것, 이렇게 하면 50 kcal 정도가 낮아진다.

(2) 시중에서 판매하는 라면의 열량은?

① 농심 신라면 : 428 kcal
② 삼양 라면 : 480 kcal
③ 빙그레 우리집 라면 : 495 kcal
④ 농심 생생라면 : 334 kcal
⑤ 삼양 사리 떡볶이 : 420 kcal
⑥ 농심 유니 짜파게티 : 610 kcal
⑦ 삼양 열무 비빔면 : 480 kcal
⑧ 농심 김치 사발면 : 464 kcal
⑨ 농심 안성탕면 : 428 kcal
⑩ 농심 너구리 우동 : 428 kcal
⑪ 오뚜기 진라면 : 500 kcal
⑫ 팔도 빅3 : 562 kcal

미역 다이어트

예로부터 우리나라 어머니들은 아이를 낳으면 힘들고 지친 몸을 위해 미역국을 끓여 먹었다. 미역은 신진대사를 원활하게 하는 요오드를 비롯해서 칼슘, 철분 등의 미네랄, 비타민 A, B, C 등이 골고루 들어있는 멋진 영양식품이다. 식이섬유도 들어있어 피부미용에도 좋고 무엇보다도 열량이 거의 없다. 미역을 비롯한 해조류는 몸 속에 쌓여 있는 지방을 빠르게 분해시켜 주는 효과도 있다.

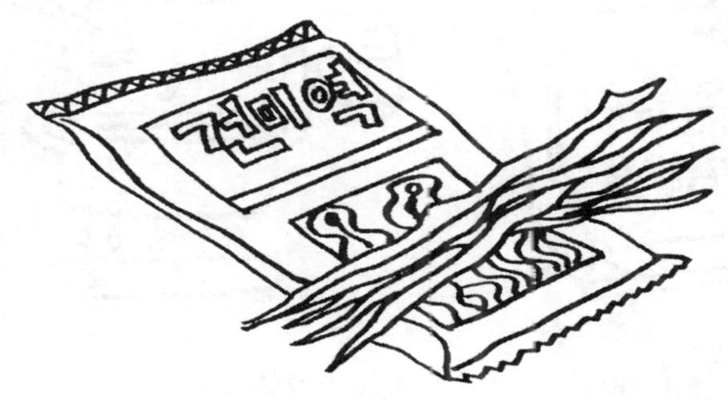

▶ 다이어트 요령

  소금기가 거의 빠질 때까지 물에 완전히 풀어준다. 그러면 먹기
좋게 부드러워진다. 밥 먹기 전에 미역 한 공기 분량을 천천히 꼭
꼭 씹어 먹는다. 밥의 양은 반 공기 이하로 줄여간다. 그리고 부족
한 단백질 보충을 위해 일주일에 두 번 정도는 생선을 먹어준다.

보릿가루 다이어트

  보릿가루를 더운물에 풀어 식전에 마시면 비만을 방지하고 피부도
고와지며 변비도 해소할 수 있다. 보리는 쌀에 비해 단백질, 칼슘, 철
분, 비타민 등이 풍부하며 식물섬유의 양도 많아 대장 운동을 활성화시
켜준다. 물 약 200 ml에 보릿가루 1 큰술을 넣어 한 번 끓인 것을 아침
저녁으로, 또는 하루 3끼 식전에 마시면 된다. 이 때 식사는 밥의 양을
줄이면 좋고 반찬은 보통과 다름없이 먹어도 된다. 사람마다 각기 차이
가 있지만 한 달 정도 하면 체중을 3~5 kg 줄일 수 있다.

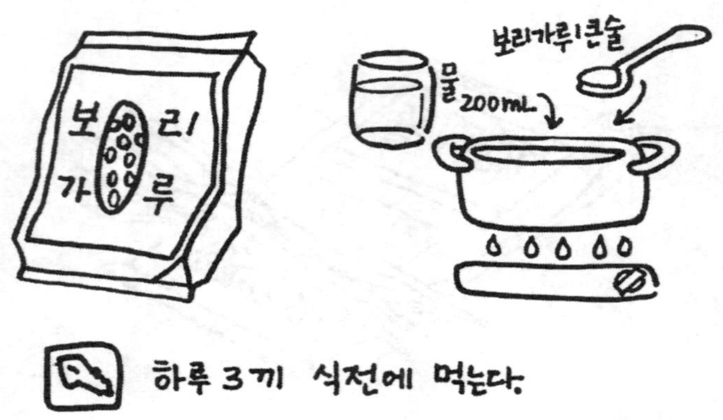

녹황색 채소 다이어트

녹황색 채소는 비타민이 풍부하고 저열량에 지방이 없어 다이어트 식품으로 많이 애용되고 있다. 특히 이 채소의 성분들은 아름답게 살을 뺄 수 있게 해주고 다른 무엇보다 식이섬유 함량이 많아 변비에 대한 그 효과가 뛰어나 변비로 인한 비만형에 좋다. 또 채소는 씹는 맛과 부피가 있어 다이어트 기간에 느끼기 쉬운 허전함을 채울 수 있으며, 열량이 적기 때문에 충분히 먹을 수도 있다. 가능한 한 녹황색 채소를 생으로 듬뿍 먹도록 하고, 호박 등 전분이 많은 채소는 과식을 피한다. 또한 채소의 쓴맛은 입맛을 돋우는데 좋으며, 빈혈은 물론 허약체질, 감기를 멎게하는 데도 좋다.

▶ 다이어트 요령

채소를 썰 때는 영양소 파괴를 막기 위해 큼직큼직하게 썰며, 과식을 피하기 위하여 씹는 시간을 길게 해준다. 양념을 할 경우에는 엷게 하도록 하고 반드시 단백질을 함유한 식품과 곡류를 적당히 함께 먹어주도록 한다. 또한 녹황색 채소는 식사 전에 충분히 먹어 두도록 한다.

두부 다이어트

(1) 두부

두부에는 사포닌과 몸의 세포막을 형성하는 성분인 레시틴이 많이 들어 있는데 이 성분은 성인병의 주범인 콜레스테롤의 수치를 낮추는데 유익한 작용을 한다. 또한 콩으로 만든 두부는 각종 무기질이 풍부

하게 들어 있으며 밭에서 나는 고기라고 할 정도로 칼슘도 많이 들어
있다. 이런 뛰어난 영양효과로 미국에서는 두부를 살이 찌지 않는 치즈
라며 다이어트 식품으로 높이 평가하고 있다. 두부에 들어있는 칼슘은
뼈를 튼튼하게 하는 역할도 하지만 긴장을 풀어주기도 해서 다이어트
를 하면서 겪어야 하는 스트레스를 이기는 데도 한 몫을 한다.

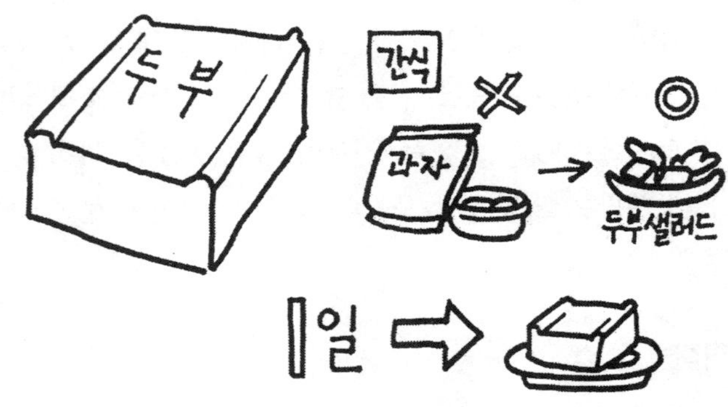

(2) 두부 다이어트에 성공하는 힌트
① 무리없이 서서히 감량하고 싶다면
　급격하게 체중을 줄이겠다는 생각이 아니라면 일단 간식을 두부로
바꾸어 본다. 간식은 살을 찌게 하는 원흉이다. 일단 빵이나 케이크, 피
자와 같은 달고 기름진 음식을 피하고 대신 두부로 만든 음식을 간식
으로 먹는다. 반찬에 두부를 많이 올린다. 두부는 포만감을 주기 때문
에 식사량을 자신도 모르는 사이에 줄일 수 있다. 스스로 조리법을 개
발하는 재미도 느껴보자.
② 마음먹고 체중을 줄여야겠다고 생각한다면
　하루 세끼 음식 중에서 한끼를 두부로 대신한다. 그러나 이 때 주의
할 점은 음식은 한 쪽만을 섭취해서는 영양의 균형을 유지할 수 없다.

그러므로 먹고 싶은 것을 참아가며 열심히 다이어트를 해서 체중을 줄였다고 해도 신체적 이상을 일으킨다든지 참았던 식욕이 폭발해 역효과를 본다면 다이어트의 의미가 없다. 그러므로 가능한 두 끼의 식사는 영양을 갖춰 먹도록 하고 한 끼는 두부로 식사를 하는 것이다. 가장 효과적인 방법은 저녁 식사를 두부로 하는 것이다. 저녁을 먹고 나면 활동을 하기보다는 대부분이 앉아서 쉬거나 곧 잠자리에 들게 된다. 그러므로 저녁식사에 밥을 먹는다면 아무리 쌀이 당질이라고 해도 열량이 소비되지 않아 지방질로 체내에 축적이 된다. 이 때 밥 대신에 단백질인 두부를 먹는다. 양은 하루에 반 모에서 한 모 정도가 적당하다. 두부는 수분이 많아 한 끼에 하나만 먹어도 포만감을 느낀다. 그렇지만 아무리 두부를 좋아하는 사람이라도 두부를 그냥 먹기는 힘들다. 고기와 함께 볶아 먹거나 두부를 으깨어 야채와 함께 햄버거를 만들어 먹을 수도 있다. 두부에 해초류나 야채를 섞어서 샐러드를 만들어 먹는 것도 한 방법인데 이때 드레싱은 소금과 기름이 들어가지 않은 것으로 간장이나 식초를 이용한다.

율무 다이어트

율무에는 아미노산과 식물성 섬유, 비타민 등 영양소가 풍부하다. 율무의 아미노산은 질이 좋고 신진대사를 활발하게 하기 때문에 고단백, 고지방 식품임에도 비만을 전혀 걱정할 필요가 없다. 이는 율무의 식물섬유가 비만을 방지해 주기 때문이다. 단백질, 지방, 칼슘, 철분, 비타민 B_1, B_2, 칼륨이 풍부한 율무는 무기질과 비타민이 풍부해 피부미용에도 많은 효과를 볼 수 있다. 또한 율무는 이뇨 작용도 뛰어나 한방에서도 쓰이고 있으며 부기에도 효과가 있다. 따라서 흔히 물살이 쪘다고 하는 사람들에게 특히 좋으며, 이런 사람들은 율무수프나 율무차를 꾸준히 마셔주면 좋다. 특히 율무를 죽으로 섭취하게 되면 몸이 따뜻해져 땀을 흘리게 하는 작용을 촉진시킨다. 율무죽 다이어트는 스트레스성, 수분성, 운동부족성, 땀이 잘 안 나거나 불규칙한 생활로 인한 비만형인 사람들에게 좋다. 이밖에도 율무는 생리불순을 치료하는데 도움이 된다.

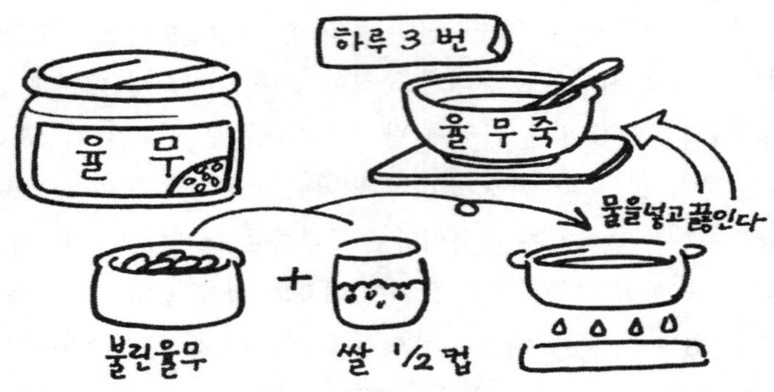

▶ 다이어트 요령

우선 율무를 하룻밤 물에 담가두고, 1인당 쌀 1/2~1/4컵에 율무 8알을 준비한다. 찬밥이라면 반 공기 정도가 적당하다. 여기에 율무를 넣고 천천히 시간을 들여 죽을 끓이는데, 찬밥으로 만들 경우에는 먼저 밥을 살짝 물에다 씻고 물을 밥의 1.5배 이상 넣은 다음 율무를 넣어 오랫동안 끓인다. 율무낱알이 없다면 물 대신에 율무차를 사용하여 끓여도 무방하다. 죽이 다 되면 취향에 맞춰 소금이나 간장 등으로 간을 하고 야채 등에 곁들여 하루 3 번 주식으로 먹는다. 죽을 만들 때는 물의 양을 최대한 넉넉히 하며, 물은 가능한 한 미네랄워터로 사용하는 것이 좋다.

1998년 다이어트의 유행은 단연 황제다이어트로 1970년대초 미국에서 유행했던 이 다이어트 법이 우리 나라에서 대대적인 선풍을 끌게 된 데는 1997년말 한국보건의료관리 연구원 김영치 연구위원이 '황제처럼 먹어도 살이 쑥쑥 빠진다'는 책을 내놓으면서부터이다. 이는 탄수화물 식품은 극도로 제한하고 어육류는 마음껏 먹어도 된다는 저당질 식이요법의 원리를 이용한 것으로 1972년 미국의 애트킨스 박사가 '다이어트의 혁명'이란 책에서 주장한 방법이다. 우리 몸의 에너지원인 탄수화물 섭취를 극도로 제한하면 체지방이 에너지원으로 이용되어 체중이 줄 뿐 아니라 인슐린 소비도 안정적인 수준을 유지한다는 이론을 배경으로 하고 있다.

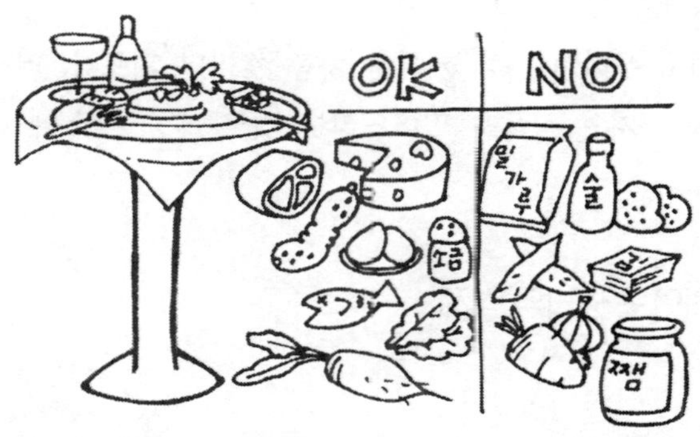

(1) 다이어트 요령

처음 2주간 금식 식품은 밥, 밀가루 음식, 감자, 고구마, 당근, 마늘, 양파, 대추, 김, 미역, 다시마, 밥, 과일(일부제외), 설탕, 잼, 꿀, 술도 포도주, 막걸리 등은 안 된다. 먹어도 되는 식품은 육류, 생선, 달걀, 상추, 오이, 무, 버터, 치즈, 기름 등. 마가린은 안되며 조미료는 설탕을 제외한 식초, 소금, 마요네즈 등은 먹어도 된다. 수박 1~2 조각과 레몬주스는 허용되며 술은 소주, 양주는 괜찮다. 반드시 하루 세끼 식사를 하며 물은 자주 마시고 매일 비타민 제제를 복용해야 한다. 이 2주간의 기간이 지나면 차츰 3개월간 탄수화물을 하루 5 g씩(쌀밥 70 g＝1/3공기)늘려 먹다가 체중이 다시 늘어나는 시점이 그 사람이 앞으로 먹어야 하는 탄수화물의 양이다. 이때 단백질을 에너지원으로 이용될 때 생기는 물질인 케톤이 소변에서 검출되면 성공으로 판정한다.

(2) 주의점

① 신장이 나쁜 환자, 노약자, 어린이 등에게는 금기다.
② 인체의 필수 영양소중 하나인 탄수화물을 극도로 제한해 케톤, 요산을 증가시키고, 수분이 감소하여 생리적 이상을 초래할 수 있는데다, 한국인 식단으로는 장기간 지속하기 힘들다.
③ 미처 몸에서 못빠져 나온 케톤은 차츰 쌓이면 피로감, 메슥거림 등의 증상을 가져와 식욕을 떨어뜨리는 것도 체중 감소의 한 원인이 될 수 있다.

4) 기타 다이어트 방법의 실제

무염식 다이어트

미국의 텍사스 사우스웨스턴 대학의 노머 케프런 박사는 소금의 위험을 경고했는데, 바로 멸치나 절인 양배추, 피클, 짠 마늘, 소시지 같은 것들이 주로 그렇다. 가장 엄청난 '소금광산'은 바로 포테이토칩과 통조림이다. 냉동식품은 물론이고 페스트푸드점에서 파는 음식에도 엄청난 소금이 들어있다. 싱겁게 먹는 것에 조금씩 길들여지고 나면 아마 소금이 끔찍하게 느껴질 것이다. 그리고 담백하고 깔끔한 음식의 참 맛을 알게 된다. 소금을 전혀 안 먹는 다이어트도 있다. 배부르게 먹으면서 살을 빼는 이 무염식 다이어트는 화학적 반응을 일으키기 때문에 잘만 지킨다면 살이 빠진다.

(1) 다이어트 요령

한번에 14일 이상 하면 안 되고, 1년에 3번 이상 해도 안 된다. 자주, 오랫동안 하는 것은 의학적으로 위험하다. 처음 3~4일에는 2~3 kg 정도 빠진다. 4~5일째는 변화가 거의 없다. 그리고 마지막 나흘 동안 최대한으로 빠진다. 꽤 까다로운 식단이지만 포기하고 싶어질 때마다 1 kg이나 쑥 빠진다. 식단은 일주일분, 이것을 반복해서 14일이다.

① 1일 : 아침은 자몽 반개와 토스트 한 개, 커피 한 컵, 커피는 물론 연한 블랙, 이런 아침 식사를 다이어트 기간 내내 실시한다. 다음은 점심식사, 차가운 살코기 조각과 얇게 썬 토마토, 그리고 커피, 저녁식사는 불에 구운 생선 한 마리와 샐러드, 토스트 한 개, 자몽 한 개 그리고 커피나 차를 마신다. 하지만 샐러드에다 레몬즙과 식초 이외의 소스는 치면 안 된다.

② 2일 : 아침은 1일째와 동일함. 점심식사는 과일샐러드와 커피 또는 차, 과일은 여러 가지로 좀 많이 먹어도 괜찮고 다음은 저녁식사. 스테이크, 오이와 토마토 한 개씩, 커피나 차를 마신다.

③ 3일 : 점심식사로 참치나 연어에 야채샐러드와 자몽, 커피나 차를 마신다. 모든 음식에 간을 하는 것은 절대 금물이다. 샐러드에는 레몬즙이나 식초 소스만 넣는다. 그리고 저녁 식사로는 양고기 두 덩어리와 오이, 커피나 차를 마신다.

④4일 : 점심식사로 차가운 닭고기와 시금치, 커피나 차, 저녁식사로는
　　　 달걀 2개, 치즈, 양배추, 그리고 토스트 한 개, 커피나 차. 아마
　　　 4 kg은 빠졌을 것이다.
⑤5일 : 점심식사 때 치즈와 토스트 한 개, 시금치와 커피나 차, 저녁
　　　 식사로는 불에 구운 생선과 샐러드, 토스트 한 개 그리고 자몽
　　　 한 개, 커피나 차를 마신다.
⑥6일 : 점심식사로 가볍게 과일샐러드와 커피나 차, 저녁 식사로는 차
　　　 가운 닭고기와 토마토, 자몽, 커피나 차를 마신다.
⑦7일 : 점심식사로는 차갑거나 뜨거운 닭고기와 토마토, 당근, 양배추,
　　　 자몽과 커피나 차를 마시고 저녁식사로는 스테이크, 오이, 커
　　　 피나 차를 마신다.

(2) 주의점

　싱겁게 먹으면 자극이 없어서 여드름도 조금씩 잠잠해질 것이다. 이
무염식 다이어트를 다 끝내고 나면 김치를 비롯한 음식냄새가 좀 역겹
게 느껴질 것이다. 미역국이나 자극적이지 않은 싱거운 음식, 소화가
잘 되는 음식으로 보식을 하면서 정상적인 식사를 회복하자.

5·5·5 다이어트

　많은 사람들이 스트레스가 쌓이면 마구 단 것이 먹고 싶어진다. 때
로는 다이어트 자체도 스트레스의 원인이 되기도 한다. 과연 스트레스
를 극복하고 다이어트에 성공하는 방법은 없을까 ? 먹는 다이어트와
운동요법을 병행하면 5주 동안 5 kg 감량은 문제가 없다는데…. 스트레
스를 받으면 사탕이나 단과자가 먹고 싶다. 이렇게 의지력이 약해지는
것은 코티졸 같은 스트레스 호르몬 때문이다. 스트레스 호르몬이 갑자

기 분비되면 간은 엄청난 양의 당을 혈류 속으로 내보내게 된다. 그 결과 뇌의 전달물질들이 당분을 간절히 원하게 된다. 이 때 단음식을 섭취하게 되면 혈당량이 엄청나게 올라갔다가 뚝 떨어지게 된다. 이렇게 되면 단 음식에 대한 욕구, 에너지의 급상승, 흥분상태, 탈진의 악순환이 반복된다. 이러한 경우에는 식욕을 저지방, 복합탄수화물 식품으로 충족시켜 심리적 안정을 되찾아야 한다. 하루 24시간 동안 5끼를 먹어도 5주면 5 kg을 뺄 수 있는 1일 다이어트 식단이다.

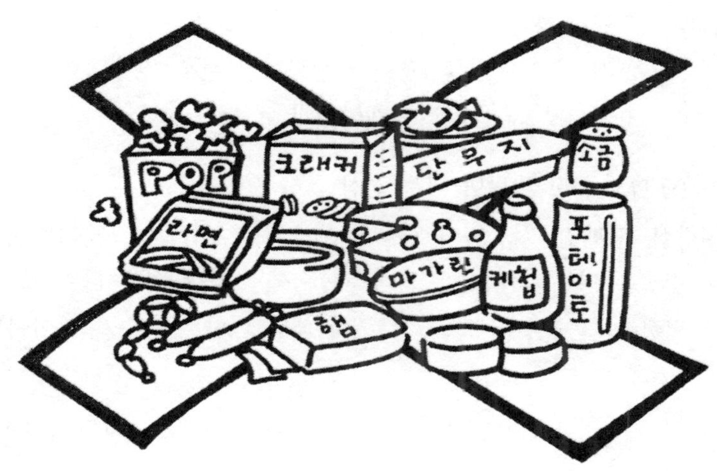

(1) 7 : 00 AM (탄수화물 위주 아침 식사)

우리 뇌는 밤사이에 휴식을 취하다 아침이 되면 다시 깨어나 활동을 시작한다. 이때 사용하는 에너지가 포도당이다. 아침에는 탄수화물 위주의 식사로 신진대사를 촉진시켜야 한다. 아침을 거르면 뇌의 신진대사율이 떨어져 활력이 없어지고 나중에 과식을 하는 원인이 된다. 아침마다 늘 마셔온 커피라면 한 잔 정도는 좋다. 스트레스는 비타민 C, 베타카로틴, 마그네슘을 소모시키므로 복합비타민제를 먹어도 좋다.

<식단>　①야채나 과일(양껏), 주스 1잔

②야채, 콘플레이크, 주스 또는 저지방 우유

③과일, 크래커 4개, 저지방 요구르트 1컵

④야채, 잼 바른 식빵 2개, 주스 1컵

(2) 11 : 00 AM (활력을 주는 오전 간식)

뭔가 먹은 후 약 4시간마다 또 먹으면 혈당치를 일정하게 유지할 수 있으므로 괜찮다.

<식단>　①얼린 과일 주스바 또는 과일 1개, 무설탕 아이스티 또는 녹차

②잼 바른 베이글 1쪽이나 샌드위치 한쪽, 생수 1컵

③저지방 치즈 2장, 크래커 2개

(3) 12 : 00 PM (골고루 **많이** 먹는 점심)

저지방식, 단백질, 섬유질이 풍부한 탄수화물, 비타민, 무기질 등이 풍부한 점심을 먹는다. 점심에 외식을 할 경우 가장 쉽게 다이어트를 하는 방법이 바로 국수를 먹는 것, 특히 메밀로 만든 국수가 다이어트에 가장 좋다.

<식단>　①국수, 냉면, 메밀, 막국수, 칼국수, 기름을 **뺀** 라면 각 1인분

②밥, 국, 김치, 나물, 해조류 반찬, 어묵, 계란, 두부

③샐러드(프렌치드레싱을 얹은), 통밀빵 1쪽

(4) 7 : 00 PM (단백질 **저녁식사**)

저녁을 많이 먹게 되면 남은 에너지가 지방으로 전환되어 체내에 쌓이기 쉽다. 지방은 물론이고 탄수화물은 체내에서 중성지방으로 바뀌어져 축적된다. 따라서 저녁식사는 단백질 위주의 식사를 하고 하루에 두 번 간식을 먹으므로 500kcal 이하로 제한해야 한다. 저녁에 술을 마시게 되면 술을 밥으로, 안주는 반찬으로 생각해 단백질 위주의 안주를 먹도록 한다.

<식단>　①껍질 벗긴 켄터키 치킨 2조각, 샐러드, 다이어트 콜라

　　　　②바베큐치킨 2조각, 빵 1조각, 샐러드

　　　　③생선 초밥 8개, 단무지, 된장국

　　　　④바닥이 얇은 피자 2조각, 샐러드, 다이어트 콜라

(5) 운동

운동 사이의 간격이 48시간이 넘지 않게 1주일에 3~5번 운동해야 한다. 따라서 처음에는 1주일에 3번씩, 그 다음은 하루걸러 천천히 시작하여 몸이 적응하도록 한다. 호흡곤란을 겪지 않을 정도로 천천히 달리거나 자전거를 타거나 수영 20~30분 정도, 계단 오르기 20분, 에어로빅 20분 등을 하면 좋다. 어떤 운동을 하던 호흡이 가쁘지 않은 운동을 지속적으로 하는 것이 좋다. 100 kcal를 소비하는 운동량은 보통속도로 걷기 35분, 빠른 걷기 25분, 에어로빅 운동 20분, 계단오르기 15분, 줄넘기 12분, 자전거타기 30분 등이다.

초스피드 다이어트

체중을 줄이고 늘이는 게 쉬워 보이는 유명 탤런트들의 다이어트 비법은 과연 무엇일까, 원래 체질이 그래서일까 아니면 눈에 보이지 않게 피나는 노력을 하는 것일까, 그 비결을 알아보자

(1) 체중감량 방법

①절식감량법 : 음식의 양을 줄여서 결량 섭취를 줄이는 것이다. 여기에는 열량과 함께 지방 섭취를 줄여야 한다.

②운동감량법 : 운동을 하면서 열량 소비를 늘리는 것이다.

③발한감량법 : 운동을 하거나 사우나를 해 땀을 흠뻑 내 체중을 감소시키는 것이다.

(2) 꼭 지켜야 할 식습관

① 저열량, 저지방, 저콜레스테롤 식품을 기본으로 해서 하루에 3끼 식사를 거르지 않는다.

② 하루 음식 섭취량은 800~1,000 kcal로 제한한다.

③ 단백질을 섭취하기 위해서 해물과 닭고기를 많이 먹는다. 닭고기는 반드시 껍질을 벗겨 먹고 튀기는 대신 굽거나 데쳐 먹는다.

④ 지방 식품 대신 야채(날 것이나 데친 것)나 과일을 먹는다.

⑤ 지방과 고열량으로 범벅이 된 달착지근한 식품은 무조건 피한다.

⑥ 레몬이나 간장, 식초를 이용한 드레싱을 이용한다.

⑦ 후추, 소금, 마늘 등의 양념을 줄이고 너무 맵거나 짜지 않도록 먹는다.

⑧ 방부제, 인공색소와 인공향료가 섞인 가공 식품을 되도록 먹지 않는다.

⑨ 햄버거, 핫도그, 피자 등 패스트푸드를 멀리 한다. 또한 감자칩, 새우깡, 빼빼로 등 단과자는 피한다.

⑩ 음식은 꼭꼭 씹은 다음 삼킨다.

⑪ 많은 음식을 먹고 싶은 욕구를 없애기 위해 식후 반드시 양치질을 한다.

⑫ 끼니 사이에 배가 고플 때는 야채나 과일을 먹어 허기를 달래는 것이 좋다.

⑬ 매일 30분 이상씩 걷거나 조깅을 하거나 자전거를 타거나 파워에어로빅을 한다. 파워에어로빅이란 1 kg짜리 아령을 들고 운동을 하는 것이다.

⑭ 매일 한번 사우나를 해서 땀을 500 ml 이상 뺀다. 사우나에 한 번 들어가서 땀을 빼려고 하지 말고 여러번 들어가서 땀을 빼도록 한다.

⑮ 다이어트를 하기 전 빈혈, 골다공증 등은 아닌지 검사를 하는 것이 좋다.

(3) 초스피드 다이어트 식단

양식과 한식을 골고루 섞어 식단을 짠다. 매 식사 때마다 이 중 어느 것을 먹어도 된다. 양식을 먹을 때는 항상 과일과 차를 마시고 한식을 먹을 때는 김치, 나물 종류와 국을 반드시 먹는다. 물을 많이 먹으면 쉽게 포만감이 온다.

① 아침 : 탄수화물 위주의 간단한 식사

  <양식> ㉠ 오렌지주스 1컵 또는 자몽주스 1컵 또는 포도주스 1/2컵

          ㉡ 잼 바른 식빵 2장 또는 프렌치 토스트 1장

          ㉢ 여러 가지 과일 1컵 또는 플레인 요구르트 1큰술

          ㉣ 블랙커피

  <한식> ㉠ 죽이나 누룽지 1공기 + 김치, 나물 등 한국식 야채,
            해조류(김, 미역, 다시마) 젓갈

          ㉡ 국 1/2 그릇

          ㉢ 녹차 또는 블랙커피

② 점심 : 샐러드 위주의 가벼운 식사

  <양식> ㉠ 참치 샐러드(참치 90 g, 토마토 1개, 양파 1개, 래디쉬 4
            개, 오이 1/2개, 피망 1/2개, 상추 1/2개로 만듦) 또는 세
            프샐러드(신선한 양상추 위에 햄, 베이컨, 닭고기, 치즈
            등을 얹은 샐러드)

          ㉡ 통밀빵 1개 또는 머핀 1개

          ㉢ 여러 가지 과일 1컵 또는 사과 1/2개

          ㉣ 블랙커피 또는 홍차

  <한식> ㉠ 밥 1/2그릇

          ㉡ 김치, 나물 등 야채, 허조류, 젓갈

          ㉢ 녹차 또는 블랙커피

          ㉣ 외식을 하게 되면 냉면, 메밀 등 국수를 먹는다. 물냉면,
            비빔냉면, 메밀국수 등을 먹는데 고기, 달걀, 회 등을 빼
            고 반드시 국수와 야채만 먹도록 한다.

③ 저녁 : 단백질 위주의 식사

<양식>　㉠ 물에 익힌 닭고기 1/2마리와 찐 당근, 아스파라거스 또는
　　　　　　그릴에 구운 쇠고기 한 조각과 찐 당근, 아스파라거스
　　　　㉡ 베이글 빵 1개 또는 롤빵 1개
　　　　㉢ 딸기 1컵 또는 파인애플 1컵 또는 멜론 1/2개
　　　　㉣ 블랙커피 또는 홍차

<한식>　㉠ 밥 1/2 그릇
　　　　㉡ 생선 1토막, 김치, 나물 등 반찬, 김, 젓갈
　　　　㉢ 국 1/2그릇

(4) 냉장고에서 몰아내야 할 식품들

버터, 마가린, 크림, 크림소스, 튀김, 마요네즈, 소시지, 베이컨, 프렌치프라이, 감자샐러드, 초콜렛, 감자칩, 칠리, 돼지고기, 훈제치킨, 올리브, 피클, 아이스크림, 견과류, 콘비프, 크래커, 버터를 첨가한 팝콘, 훈제생선, 밀크쉐이크, 마카로니, 피자, 햄버거, 땅콩버터, 타바스코 소스, 케첩 등.

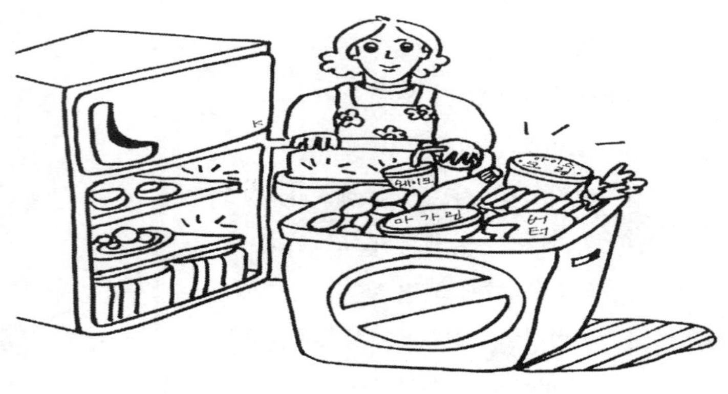

약과 달라 많이 먹더라도 부작용이 없는 것이 장점. 자연에서 쉽게 얻을 수 있는 재료로 체중 조절에 도움을 준다. 3~6개월은 해야 효과가 서서히 나타난다. 기름기가 많은 음식, 짜고 매운 음식을 금하고 간식을 삼가며, 걷기, 맨손체조, 수영 등을 병행하면 효과가 더 크다.

(1) 결명자를 갈아 먹는다.

결명자 날 것을 곱게 갈아서 하루에 5번 식후 30분에 티스푼으로 반 스푼씩 약 먹듯이 물과 함께 먹는다. 선천성 비만이나 비만 체질인 사람에게 좋다. 결명자는 몸 속의 노폐물을 바설시키기 때문에 변비가 있는 경우, 특히 효과가 크다.

(2) 모과 해동피차는 산후 비만에 좋다.

산후 비만이나 운동 부족일 경우에는 팔, 다리가 쑤시고 담, 신경통이 온다. 이때는 모과 4g과 해동피(엄나무) 4g에 물을 커피잔으로 3잔 붓고 1잔이 나올 만큼 달여서 수시로 마신다. 3개월 이상 장복한다.

(3) 원인 불명의 비만에는 메밀과 율무를 먹는다.

혈액 순환이 잘 안 되거나 지방간, 고혈압이 있는 비만자, 비만 원인을 모르는 경우에는 메밀과 율무가 좋다. 메밀가루 날 것 4g을 하루에 3번씩 장복한다. 단, 임신한 사람이나 임신계획이 있는 사람은 피한다.

(4) 군살을 빼는 데는 우슬초와 구기자가 효과가 있다.

어릴때부터 살이 찌기 시작해 성인 비만으로 이어진 경우, 허리, 배, 다리 등에 군살이 붙은 경우에는 우슬초 1근과 구기자 1근을 진하게 달여서 차를 마시듯이 장복한다. 매일 5~10분씩 맨손체조를 병행하면 균형 있는 체중 감량에 성공할 수 있다.

(5) 대나무 잎과 감잎은 혈액 순환을 돕는다.

운동 부족이나 혈액순환이 잘 안 될 경우에도 비만이 되기 쉽다. 물 500 ml에 대나무잎 20장과 감잎 10장을 넣고 차를 끓인다. 커피 잔으로 한잔씩 매일 마시기를 3개월 이상 한다.

(6) 요통이 있으면 뽕잎을 달여 마신다.

비만으로 인해 팔다리가 저리고 걷기가 힘들거나 요통이 심하면 뽕잎 15장과 복분자(말린산딸기) 4 g, 차전자 4 g을 함께 달여서 장복한다.

(7) 미나리, 솔잎즙을 마신다.

미나리와 솔잎은 해독, 이뇨작용을 해 비만을 치료한다. 미나리와 솔잎을 같은 비율로 즙을 내어 매일 아침, 저녁 1컵 씩 마신다. 먹기가 거북할 경우에는 생강즙을 몇 방울 떨어뜨리거나 벌꿀을 약간 넣는다.

(8) 삼백초는 고혈압을 예방한다.

비만 때문에 고혈압이 걱정되는 사람은 의이인과 삼백초를 1 : 1로 해서 하루에 30 g씩 달여 차 대신 마신다. 중국 사람들이 애용하는 우롱차를 수시로 마셔도 좋다.

(9) 쇠귀나물은 체내지방을 없앤다.

고기류, 특히 기름진 음식을 좋아하는 사람은 고기요리에 쇠귀나물을 넣는다. 쇠귀나물은 고기를 연하게 할 뿐 아니라 몸 속에 쌓인 지방을 제거하여 비만에 효과가 있다.

(10) 율무, 현미, 잣을 넣은 미숫가루를 먹는다.

율무와 현미, 잣을 넣어 만든 미숫가루도 식사대용으로 좋은 식이요
법이 된다. 식사 대신 수프처럼 만들어 먹으며 속이 든든하기 때문에
식사를 하지 않아도 되며, 또한 율무와 잣, 현미 등이 이뇨작용을 하므
로 살을 빼는 데는 아주 좋은 식사 대용품이다.

(11) 밥 지을 때 현미와 율무로 짓는다.

비만의 주원인 중 하나가 곡류의 과다 섭취이다. 그러므로 흰쌀밥만
을 고집할 것이 아니라 건강을 위해서라도 현기밥을 먹도록 한다. 현미
와 율무를 반씩 섞은 밥은 소화가 잘 되고 이뇨가 잘 되므로 비만을
해결하는 데 도움을 준다. 율무는 물에 불려서 밥을 지어야 부드럽다.

(12) 율무와 택사, 모려분은 식욕을 감퇴시킨다.

율무와 택사, 모려분을 각각 600 g씩 가루로 만들어 하루 3차례씩 식
사 전에 먹으면 식욕이 감퇴되는 것은 물론이고 허기를 덜 느끼게 되
므로 많은 양의 식사를 할 수 없게 된다.

(13) 옥수수 수염을 달여 마신다.

옥수수 수염을 보리차 대신 끓여 마시는 것이다. 옥수수 수염은 한
방에서 곧 잘 쓰이는 약재로서 이뇨제 역할을 한다. 이 옥수수 수염을
끓인 물은 신장에 별 무리를 주지 않고 이뇨 작용을 돕기 때문에 비만
치료법으로 좋다.

한국식 다이어트

시간이 걸리고 힘이 들더라도 지속적으로 식사제한과 운동을 병행하

는 것이 가장 좋은 다이어트 법이다. 비만한 사람들의 식습관을 볼 때 그 원인이 되는 것들은 다음의 4가지형으로 나누어진다.

① 밥은 별로 안 먹지만 과자, 떡, 빵, 초콜릿, 견과류 등 간식 때문에 살이 찐 간식형
② 저녁때 술자리에서 술과 기름진 안주로 술배가 나온 알콜형
③ 튀김, 부침개, 볶은 음식 등 기름진 음식을 좋아하는 형
④ 이도 저도 아니면서 한끼에 밥을 2~3공기씩 먹는 대식가형

　따라서 간식을 금하는 것이 다이어트의 첫째 비결이다. 살을 빼겠다고 식사를 거른 후 공복감을 이기지 못하여 과자나 음료수 등의 간식을 하면 식사로 먹는 열량보다 더 많이 먹게 되는 수가 많다. 보통 체격의 여성이라면 한끼에 600 kcal 정도면 적당한 열량인데 과자 1봉지 열량은 500~800 kcal 정도이므로 오히려 밥을 먹는 게 배도 부르고 유리하다는 것을 알 수 있을 것이다. 여성들에게 있어서 다이어트의 최대의 적은 간식인데 비해 중년 남성들은 술에 의한 비만이 많다. 소주 1병이 내는 열량은 밥 두 공기와 맞먹으며 보통 술안주로 먹는 고기, 생선회, 마른안주, 튀김 등은 살이 많이 찌는 음식들 중에 속한다. 이런 경우는 특별히 식사량을 줄일 필요는 없고 술과 안주를 절제하는 것이 훨씬 효과적이다. 따라서 위에서 언급한 바대로 하루 세끼를 규칙적으로 하되 밥은 한 공기가 넘지 않도록 제안하고 국, 김치와 나물, 야채, 김, 미역, 버섯 등 반찬이 되는 음식은 포만감을 느끼지 않도록 양껏 먹는다. 단 야채와 해조류 이외의 살이 되는 반찬은 양을 제한하는데, 눈으로 보아 남의 살(고기, 생선, 해물, 계란 등)을 먹는 것이면 내 살이 된다고 생각하면 된다. 간식은 하루 과일 한 개, 저지방 우유 한 컵 정도면 적당하고 그 외는 금하는 것이 좋다. 속기 쉬운 음식으로 두부, 감자, 생선회, 과일 등을 들 수 있는데, 이들은 피할 필요는 없지만 역

시 살이 되는 것이므로 양껏 먹어서는 안 된다. 식사 사이 공복감을 느낄 경우 오이, 당근, 토마토 등을 먹는 것도 좋다. 쉽게 뺀 살은 쉽게 다시 찐다. 체중은 줄이는 것보다 줄인 체중을 유지하는 것이 더 중요하다.

제 2 절 비(非)식이요법

1. 운동요법

운동을 하기에 따라서는 식사량을 줄이지 않고도 에너지 소모량을 늘림으로써 체중을 줄일 수 있기 때문에 식사량을 너무 줄였을 때 올 수 있는 영양부족을 피할 수 있다. 또한 운동을 통해 체중을 감소시키면 근육량(lean body mass)을 보존하면서 체지방량을 효과적으로 상실하게 된다. 즉 아무리 많이 먹더라도 그것을 상회하는 운동으로 열량을 소모하면 비만은 해소되는 것이다.

여성의 경우 하루에 필요로 하는 칼로리 양은 평균 약 2,000 Kcal인데 별다른 운동을 하지 않더라도 1,600 Kcal는 기초대사로 소모된다. 그러므로 나머지 400 Kcal 이상만 소모하면 체중감량 효과가 있는 것이다. 더욱이 늘 앉아 있는 습관으로부터 중정도의 활동수준으로 바꾼다면 어느 정도는 식욕을 억제하는 효과까지도 나타낼 수 있다.

열량 소비량을 크게 증가시키는 활동은 전신의 근육을 사용하는 운동, 리드미컬한 운동, 유산소성 운동 등과 걷기, 수영, 자전거 타기, 달리기, 지구력 게임과 같이 일정시간 지속할 수 있는 운동으로 1주일에 3~5일씩 한다면 이는 열량소비도 증가시킬 뿐만 아니라, 심장 호흡기

계의 기능도 향상시키는 효과가 있다. 고령이거나 신체상태가 별로 좋지 않은 경우에는 운동량 증가를 단계적으로 해야 한다.

일상 생활양식에 급격한 변화를 주는 운동은 바람직하지 못하다. 예를 들면 운동요법(Exercise program)을 처음 시작하는 사람, 35세 이상의 사람, 신체상태가 썩 좋지 않은 사람, 심혈관계 질환이 있는 사람 등은 주치의와 상의하여 운동을 시작하여야 한다. 퇴행성 관절 질환이나 관절염과 같이 활동이 어려운 환자는 의사, 물리치료사와 상의하여 운동계획을 세워야 한다. 정규 운동 프로그램 이외에도, 일상 생활상의 활동들(걷기, 계단오르기 등)을 늘림으로써 식사요법으로 감소된 체중을 유지하는데 도움을 줄 수 있다.

비만에 대한 치료는 어디까지나 식사요법이 주이고 운동은 보조 요법이다. 최대산소섭취량의 40~60%에서 30분 이상 운동하여도 소비 칼로리는 200~300 Kcal 정도이기 때문이다. 그러나 비만으로 인한 고혈압, 당뇨병 등 각종 합병증의 예방과 치료의욕의 고양을 위해서도 운동요법은 적극적으로 권장되어야 한다.

1) 운동 요법을 실시하기 위한 기초 상식

(1) 운동의 원칙

흔히 운동은 하기만 하면 무조건 좋은 것이라고 생각하기 쉽다. 그래서 어떤 상황과 어떤 복장이든지 무조건 시간만 나면 할 수 있다고 생각한다. 물론 운동을 할 때 시간이나 장소 등에 너무 구애를 받아서는 안되겠지만 어떤 운동을 하든지 알맞은 복장과 장소를 택해서 하는 것이 좋고 자기 점검을 하는 것이 필요하다. 운동을 안전하고 효과적으로 하기 위해 주의해야 할 일들을 알아보자.

❶ 운동의 8가지 준칙

(1) 결코 자만하지 않는다.

② 갑자기 급격한 동작을 하지 않는다.

③ 천천히 그리고 끈기있게 한다.

④ 반드시 규칙적으로 실시한다.

⑤ 운동량과 강도(시간과 거리)를 기록한다.

⑥ 가벼운 식사 1~2시간 후 운동한다.

⑦ 신체 상태가 좋지 않을 때는 운동을 삼가하고 전문가와 상의한다.

⑧ 다른 사람과 경쟁하지 않는다.

❷ 사고 방지를 위한 7가지 준칙

① 준비 운동을 충분히 한다.

② 경쟁성 운동을 피한다.

③ 갑자기 운동을 멈추지 않는다.

④ 정리 운동을 충분히 하여 운동 후 맥박을 분당 100회 이하로 한다.

⑤ 피곤하고, 나른하고, 고통스럽고, 기분이 나쁠 때는 과도한 운동을 삼간다.

⑥ 현기증, 비틀거림, 경련, 메스꺼움, 호흡곤란, 아픔 등을 느낄 때는 위험 신호이므로 운동을 중단한다.

⑦ 자신에게 알맞는 운동을 한다.

❸ 알맞은 운동을 하기 위한 조건

① 복장은 가볍고 느슨한 옷을 입는다. 너무 두껍거나 너무 얇으면 좋지 않으므로 보온 효과가 좋은 옷을 입는다.

② 추울 때는 운동 전 방한과 운동 후 동상 방지에 주의한다.

③ 운동은 가능한 한 깨끗한 환경에서 하는 것이 바람직하다.

④ 신발은 편한 것을 신는다. 충격에 대한 흡수성이 좋고 발톱 끝에서

1 cm 정도의 여유가 있는 큰 것을 고른다.

⑤ 신발끈은 너무 세게 묶지 않는다.

⑥ 충분한 수분을 섭취한다.

⑦ 운동 후에는 미지근한 물로 샤워를 한다. 차가운 샤워는 신중히 하고 서서히 몸을 식힌다.

(2) 운동에 대한 기본 상식

운동의 양이나 강도, 시간, 형태 등은 사람마다 제각기 자신의 상황에 알맞는 정도가 있다. 효과 있는 운동을 하려면 반드시 자신에게 알맞는 정도와 형태를 찾아서 운동을 해야 한다.

어떤 운동을 어느 만큼 하는 것이 가장 자신에게 알맞는 것인가를 찾기는 어렵다. 그것은 자기 자신의 신체적인 능력 및 건강상태와 직결되어 있고, 자신이 처해 있는 상황에 따라 다르기 때문이다. 또한 적절한 운동에 대한 기준도 사람마다 운동의 경험이나 체력이 다르기 때문에 강도로 이야기하기 어렵다. 일반적으로 자기 자신에게 알맞다는 느낌을 주는 기준들을 본인 스스로 찾을 수 있어야 한다. 또한 알맞은 운동은 우선 즐거워야 한다. 운동을 하면서 괴롭고 힘들다고 느끼면 이미 그것은 운동의 가장 즐거운 기쁨을 잃어버리는 것이기 때문이다. 그리고 숨이 차지 않고 아픔을 느끼지 않는 정도라야 한다. 무리한 근육 운동으로 근육통이 생기게 되면 오히려 일상의 효율이 떨어질 수 있다.

한편, 운동이 끝났을 때는 기분이 상쾌하고 약간 땀이 나는 정도의 강도가 좋고 기분이 상쾌해져서 다음에 또 해야겠다는 생각이 드는 정도의 운동이어야 한다. 알맞은 운동, 효과 있는 운동을 하기 위해 반드시 고려되어야 할 사항들은 다음과 같다.

❶ 운동의 빈도

'얼마나 자주 운동을 하는 것이 가장 효과적인 것인가?, 어떤 간격으로 운동을 하는 것이 가장 좋은가?' 하는 문제는 전문적인 운동선수들에게는 어울리지 않는 우스운 질문일 수 있다. 왜냐하면 그들은 남들이 각자의 분야에서 자신의 전문적인 일을 수행하듯이 운동을 거의 매일 많은 시간동안 집중적으로 강하게 하기 때문이다. 따라서 운동을 하는 목적에 따라서 운동의 빈도도 정해져야 한다.

직장 생활을 하거나 거의 운동을 하지 못하던 사람들이 운동의 효과를 가장 적절하게 얻기 위해서 과연 어느 정도의 운동을 하는 것이 적당한가? 대개의 참고서적들은 일주일에 3~5회라는 모호한 범위를 제안하고 있다. 그렇다면 주단위로 3일 정도면 아무렇게나 해도 괜찮다는 말인가? 그것은 아니다. 예를 들면, 이번 주에 월·화·수요일을 운동을 하고, 다음주에 월·화·수요일을 운동을 한다면 운동 연속사이에는 4일의 공백이 생긴다. 이 4일이면 아마도 앞의 3일 동안의 운동의 효과가 많이 반감이 되고도 남을 것이다. 또한 이번 주일에는 월·화·수요일을 운동을 하고, 다음주에는 금·토·일요일을 운동을 한다면 8일의 공백이 생기는 것이다. 따라서 막연하게 주 몇 회라는 식의 제언은 없느니만 못하다.

일주일에 3일에서 5일 정도의 운동이 좋고 적당하다는 것은 보편적인 일반인의 일상생활에서 피로가 생기지 않고 생리적인 효과를 얻을 수 있다는 것이다. 그러나 48시간 이상의 공백을 배제하는 방법을 찾는 것이 중요하다. 따라서 3일 정도에서 서서히 4일, 5일로 빈도를 늘려 나가되 다음과 같은 방법으로 늘려 가는 것이 좋다.

먼저 3일의 빈도일 경우에는 하루 운동을 하고 하루를 쉬는(○×○×○×) 격일 운동이면 된다. 4일이면 이틀 운동을 하고 하루를 쉬는 방식(○○×○○×○○×)으로, 5일 운동을 하면 3일 운동을 하고 하루를 쉬는 방식(○○○×○○○×○○○×)으로 하면 된다. 물론 꼭 이러한 방식을 강요하는 것이 아니라 이렇게 맞추는 것이 가장 생리적인 효과와 규칙성을 갖는데 유리하고 좋다는 것이다.

또한 하루도 쉬지 않고 계속해서 운동을 하는 것은 좋지 않다. 왜냐하면 우리 몸은 반드시 휴식이 필요하고, 재충전의 시간이 필요하며, 운동으로 인한 생리적인 효과들은 휴식 시에 몸에 저장되기 때문이다.

❷ 운동의 강도

운동을 4~5년 이상했어도 때로는 4~5년 운동을 한 효과를 전혀 찾아볼 수 없는 사람들이 있다. 그 사람들의 잘못은 대개 운동의 강도에 있다. 전술한 바와 같이 인간의 몸은 웬만한 자극에는 서서히 적응을 해서 몸이 변하게 된다. 이렇게 자극에 반응하여 적응이 이루어지게 되면 이전의 자극은 더 이상 변화를 줄 수 있는 자극이 되지를 못한다. 예를 들어 4~5년을 2 km 정도의 조깅을 했다면 그 정도의 자극이 가져다주는 생리적인 효과는 이미 처음 2~3개월 정도에서 끝났고, 그 이후에는 그것을 유지하는 일상적인 활동 정도만큼의 효과밖에 없다. 이 경우 바람직한 방법은 뛰는 거리를 점차적으로 늘려가든지 아니면 서서히 시간을 단축시켜 빨리 뛰든지 해서 강도를 높여 나가야 한다. 단, 무리한 강도의 상승은 역효과를 낼 수 있기 때문에 서서히 운동의 강도를 높여 나가는 것이 무엇보다 중요하다.

운동의 강도를 측정할 수 있는 방법은 다양하다. 그러나 임상에서 누구나 쉽게 측정할 수 있는 방법은 운동시의 심박수를 가지고 측정하는 방법이다. 심장의 박동수는 운동의 강도와 비례한다. 운동이 강해질수록 더 많은 혈액의 공급을 필요로 하기 때문이다. 그렇다면 운동을 할 때 최고 심박수는 어느 정도가 좋을까 ? 가장 간단하게 알 수 있는 것은 (220-나이)이다. 예를 들어 35세라고 하면 '220-35=185회'가 되는 것이다. 즉, 1분에 185회 정도의 심박수가 운동시의 최대심박수가

되는 것이다. 따라서 자신의 최대 강도의 몇 %로 운동을 하느냐 하는
것은 이렇게 나온 심박수에 강도를 곱하면 되는 것이다. 35세에 자신의
최대의 80% 정도의 강도로 운동을 한다면 185×0.8＝148회가 된다. 그
러나 이것은 모든 사람들의 안정시의 심박수가 다르기 때문에 그다지
정확한 것은 되지 못한다. 같은 나이라고 하더라도 안정시의 심박수가
90회인 사람과 60회인 사람은 분명히 차이가 있기 때문이다.

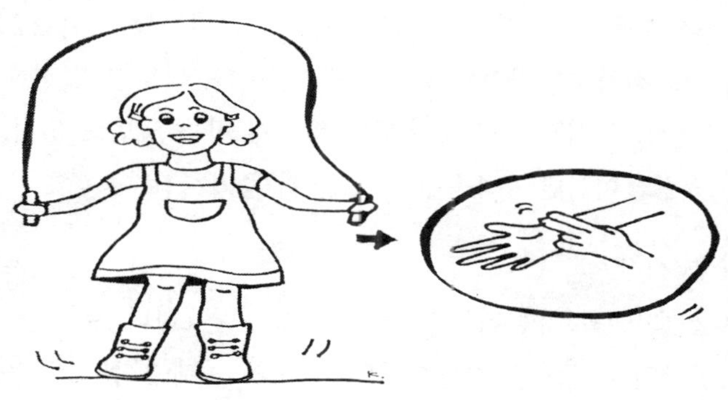

그래서 이 안정시의 심박수를 고려하면 220에서 나이를 빼고 여기에
서 다시 안정시의 심박수를 뺀 뒤 이것에다 강도를 곱하고 다시 안정
시의 심박수를 더해주는 방법을 사용한다.

운동강도(심박수. 회) = {(220 −나이) −안정시심박수} ×운동강도＋안정시 심박수

앞의 예에서 35세이며, 안정시의 심박수가 90회인 사람과 60회인 사
람의 80% 운동강도의 차이는

90회일 때. {(220-35)-90} × 0.3 + 90 = 166회
60회일 때. {(220-35)-60} × 0.3 + 60 = 160회

이렇게 강도가 설정되면 이를 확인하는 방법이 있다. 운동 중에 요골동맥이나 경동맥에서 10초간 맥박을 재고 여기에 6을 곱하면 1분간의 심박수가 나온다. 예를 들어 10초간의 맥박이 25회이면 '25×6=150회'가 되는 것이다. 이런 방식으로 운동강도가 넘으면 운동을 줄이고 강도가 낮으면 운동강도를 높이면 된다.

강도를 높이는 방법은 간단하다. 같은 시간에 운동량을 늘리거나 같은 운동량에 시간을 줄이는 방법으로 하면 된다. 30분 동안에 2km를 가던 것을 운동 후에 맥박수가 설정된 강도보다 낮아지면 2.2km, 2.4km 식으로 점차 그 거리를 늘려 가는 것이다. 아니면 일정한 거리를 정해 놓고 점차 시간을 줄여 속도를 빠르게 하는 방법도 있다. 무게를 이용한 운동들이라면 무게를 점차 조금씩 증가시킨다.

❸ 운동 시간

운동을 얼마나 해야 하는가 하는 문제도 중요하다. 어느 정도면 효과가 있고 어느 정도면 효과가 없는가 하는 문제는 실제로 운동의 강도와 상당히 연관이 있다. 일단 최소한 20분에서 50분 정도를 적당한 운동시간으로 보는 데에는 이견이 없다. 그러나 반드시 준비 운동과 정리운동을 잊어서는 안 된다. 준비운동은 주운동의 특성에 따라 5~15분, 정리운동도 5~15분은 반드시 고려하여야 한다. 따라서 준비운동과 정리운동을 최소화하더라도 30분 정도는 해야 운동의 효과가 있다.

물론 이는 운동의 종류에 따라서 다를 수 있다. 유산소성 운동일 경우와 무게를 이용한 근육 운동, 경기를 통한 스포츠 등 운동의 양식에 따라서 운동의 시간은 달라질 수 있다. 그러나 분명한 것은 준비운동과 정리운동을 포함해서 최소한 30분 정도는 해야 유산소성 시스템의 가동으로 심폐능력 및 건강에 관련된 전반적인 부분의 자극이 이루어질 수 있다.

❹ 운동의 종류

실제로 가장 관심이 갈 수 있는 부분은 '나는 과연 어떤 운동을 해야 할까'라는 것이다. 역시 운동하는 동기나 목적에 따라서 운동의 종류는 달라질 수 있다. 그러나 중요한 것은 어떤 운동을 선택하더라도 반드시 그 운동을 수행하기 위한 기초체력이 선행되어야 한다. 어떤 운동을 선택하여 처음부터 하다보면 그 운동의 특성이 갖는 기초 체력을 향상시키지 않는 것은 아니지만, 전반적인 기초체력의 향상을 위해서 전신, 대근운동을 저강도부터 서서히 어느 정도까지 강화시켜 놓는 것이 좋다. 운동은 에너지 동원방식에 다라 크게 유산소성 운동과 무산소성 운동으로 구분할 수 있다.

① 무산소성 운동

산소를 사용하지 않고 몸 안에 저장되어 있던 포도당이나 ATP 등의 즉각적인 에너지원을 사용하는 것을 무산소성 운동이라고 한다. 따라서 대개 무산소성 운동이란 짧은 시간에 폭발적으로 힘을 발휘하는 형태의 운동들을 말한다. 예를 들어 100 m 달리기를 한다든지, 역도선수가 바벨(barbell)을 들어올리는 등의 운동들은 호흡을 통해 산소를 섭취하면서 수행하지는 못한다. 즉, 순간적으로 저장된 에너지를 최대한 발휘하면서 운동을 수행하는 것이다. 따라서 이런 무산소성 운동들은 대개 전반적인 몸의 대사적 변화를 일으키는, 건강을 염두에 두는 운동들보다는 전문적인 운동 수행을 요하는 경우가 많다.

그러나 단순하게 보면 유 · 무산소성 운동은 에너지를 동원하는 방식의 차이에 기인하는 것이라고 볼 수 있는데, 이렇게 에너지가 동원되는 체계가 시간적으로도 구분이 되기 때문에 운동지속시간의 정도로 구분하기도 한다. 대개 가장 빨리 에너지를 동원해서 즉각적으로 운동 수행을 일으키는 경우는 약 10~12초 정도를 넘기지 못한다. 거의 100 m를 전력으로 달릴 수 있는 정도인 것이다. 다음은 축적되어 있던 포도당을 이용하는 것으로 학자들간에 차이는 있으나 약 8~12분 정도로 본다. 이 체계는 운동을 하는 동안 체내에 젖산(유산)을 쌓이게 해서 피로를 유발한다. 위의 두 가지 체계는 산소의 이용이 주가 되지 않기 때문에 무산소성 운동이라고 하는 것이다. 그러므로 짧은 시간에 많은 힘을 발휘하면서 하는 운동들은 대개가 무산소성 운동이라고 생각하면 된다.

② 유산소성 운동

일반적으로 가장 중요하게 생각하는 것은 유산소성 운동이며 이는 말 그대로 산소를 이용하여 에너지를 얻는 것이다. 논리적으로 유산소성 운동은 약 10분 정도 이상은 지속되는 운동이라고 보는 것이 무난하다. 이것은 에너지 동원 체계가 변하는 시간이기 때문에 적절하게 변화된 체계의 효과를 고려한다면 최소한 15~30분 정도는 되어야 유산소성 운동의 효과를 얻을 수 있다. 그러므로 유산소성 운동은 특정한 형태가 될 수 있는 것이 아니라 15분 이상 지속되는 어떤 운동이라도 유산소성 운동이 될 수 있다.

초기에 유산소성 운동이 소개되면서 댄싱을 소개했기 때문에 마치 에어로빅댄스가 유산소성 운동을 대변하는 듯 인식되어 있지만 15분 이상의 조깅, 자전거 타기, 수영, 등산, 줄넘기 등도 좋은 유산소성 운동이다. 또, 테니스, 배드민턴, 라켓볼, 탁구, 농구 등의 운동들도 프로그램의 구성에 따라 좋은 유산소성 운동이 될 수 있다. 즉, 축구는 전체적으로 보면 분명히 유산소성 운동이지만 공을 잡고 갑자기 드리블을 해서 순간적으로 슛을 날리는 것은 분명히 또 무산소성 운동이다. 그러므로 하나의 운동을 놓고 현상적으로 명확하게 유·무산소성 운동을 논하는 것은 어렵다. 또 어떤 운동이든 100%의 유산소성 운동, 무산소성 운동은 없다. 어느 것이 주가 되느냐 하는 문제일 뿐이다.

산소는 호흡을 통해서 섭취되고 심혈관계를 통해서 우리 몸에 공급

되기 때문에 결국 유산소성 능력이 좋다는 것은 좋은 심폐능력을 가지고 있다는 것과 마찬가지이다. 심폐계의 발달은 궁극적으로 우리 몸의 모든 기전들의 발전을 유도하기 때문에 유산소성 운동이야말로 보편적인 건강개념에 부합되는 운동의 형태인 것만은 틀림없다.

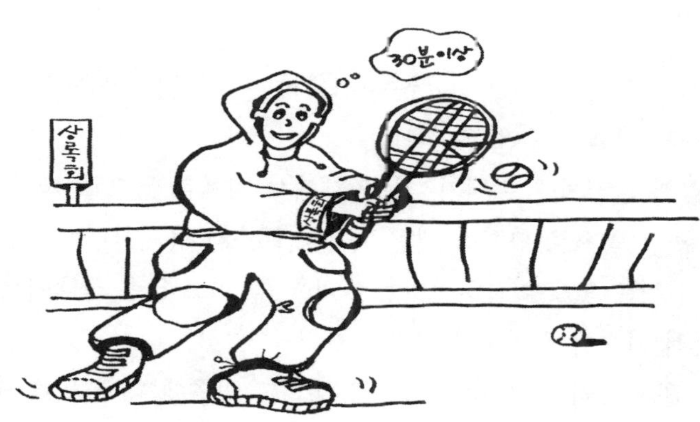

유산소성 운동의 또 다른 특징은 대근 운동이라는 것이다. 부분적인 운동으로 10여 분을 지속한다는 것은 국부피로에 의해 불가능하다. 당장 손을 쥐었다 폈다 100번을 해보자. 할 수 있다면 대단한 악력과 지구력이다. 대근 운동은 더 많은 에너지를 이용하게 하고 산소는 체내에서 지방을 연소하여 에너지를 사용하기 때문에 신체구성의 변화를 가져올 수 있다.

(3) 운동 구성의 3단계

어떤 운동이든 반드시 3단계의 과정을 거쳐야 하는데 준비운동, 본운동, 정리운동을 거쳐야 한다.

❶ 준비운동

운동 중의 상해는 대부분 준비운동의 미비에서 온다고 보면 될 정도로 준비 운동은 운동 수행의 안전성과 효율에 상당히 밀접한 관계가 있다. 운동 시간은 각 동작마다 30초씩 총 10분 정도가 적당하며 동작을 할 때는 가능한 한 숨을 크게 들이마신 후 호흡을 멈춘 상태에서 하도록 한다.

① 누워서 무릎굽혀당기기 : 누운 자세에서 두 무릎을 가슴 쪽으로 천천히 끌어당겨 20초간 유지한다.

② 허리굽혀 발꿈치에 손대기 : 선 자세에서 상체를 앞으로 숙이고, 양손을 발끝 쪽으로 향하여 내린 자세로 20초간 유지한다.

③ 앉아서 윗몸 앞으로 굽히기 : 두 다리를 쭉 펴고 앉은 상태에서 허리를 굽혀 가슴이 허벅지에 닿도록 한다.

④ 무릎 뒷근육 펴기 : 다리를 앞뒤로 벌리고 앞쪽에 내민 발에 중심을 두어 무릎을 깊게 굽힌다. 오른쪽, 왼쪽 다리를 교대로 한다.

⑤ 다리 벌려 상체 밑으로 내리기 : 다리를 어깨 넓이로 벌리고 등을 곧게 펴서 허리를 내린다. 이 동작이 안정되었을 때 발가락 끝을 안쪽으로 향하게 하면 더욱 효과적이다.

⑥ 손깍지 끼고 위로 펴기 : 두 손을 깍지 끼고 머리 위로 쭉 뻗어 올려서 10~30초간 유지한다.

⑦ 몸 옆으로 굽히기 : 다리를 어깨 넓이로 벌리고 왼손을 똑바로 위로 올린다. 그대로 몸을 마음껏 오른쪽으로 기울인다. 왼쪽의 근육이 펴졌으면 반대쪽으로도 한다.

⑧ 몸 비틀기 : 다리를 어깨 넓이로 벌린 다음 팔을 옆으로 편다. 몸을 앞으로 굽혀 오른손을 왼발의 복사뼈에 댄다. 복사뼈에 닿는 것이 무리이면 처음에는 무릎 바깥쪽을 목표로 한다.

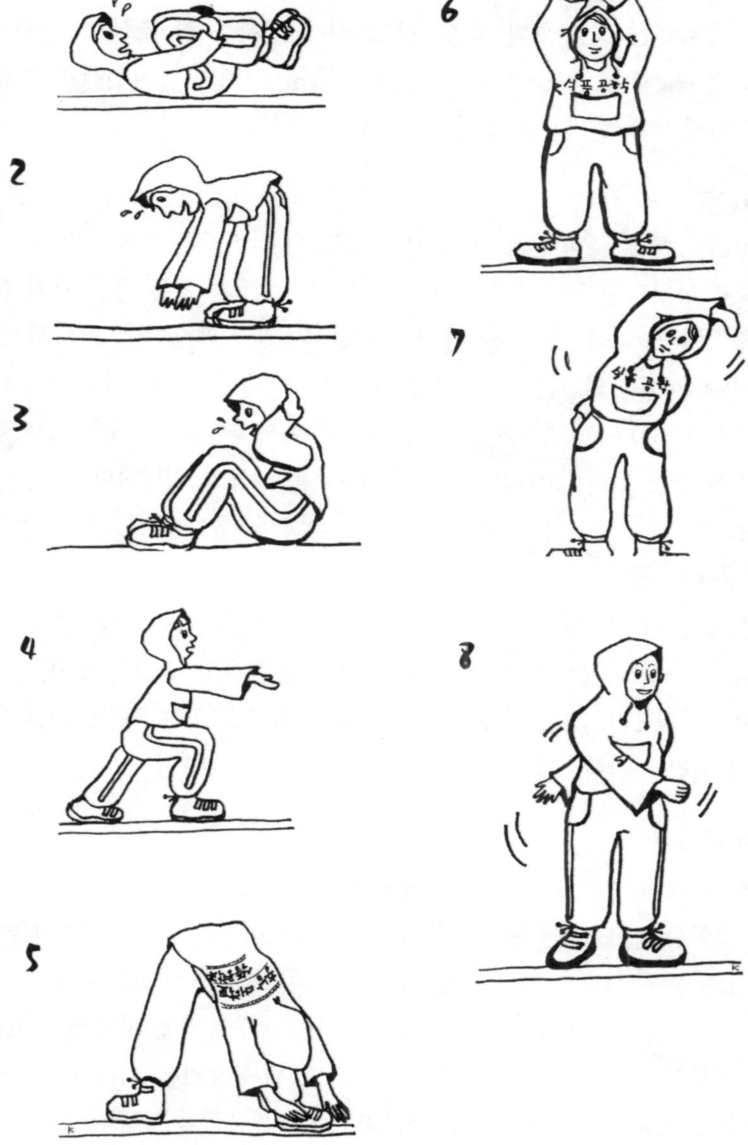

❷ 본운동

본 운동은 반드시 심폐기능을 자극할 수 있는 활력적인 유산소성 운동을 포함하는 것이 좋다. 빈도, 강도, 시간, 종류를 잘 조절하고 연령, 운동 경력, 체력 정도, 질병 유무, 동기 등을 고려하여 자신에게 가장 알맞는 운동을 선택하는 것이 무엇보다 중요하다.

❸ 정리운동

정리 운동은 준비 운동 못지 않게 중요하다. 이것은 몸을 운동 전의 상태로 안전하게 돌아갈 수 있도록 하는 것이다. 본 운동 중 갑자기 운동을 멈추면 여러 가지 부작용이 일어날 수 있기 때문이다. 따라서 정리 운동은 운동의 강도를 서서히 낮춰주는 작용을 한다. 정리 운동은 심박수가 100~110회/분 정도로 떨어질 때까지 서서히 운동 강도를 낮추어 가는 것이 중요하다. 시간은 5~15분 정도가 적당하다.

(4) **운동의 패턴**

운동을 제대로 한다는 것은 운동의 효과를 얻을 수 있다는 것을 말한다. 운동의 바람직한 효과를 얻으려면 운동을 하는 사람의 성향도 제대로 알 필요가 있다. 실제로 운동을 하고 있다고 믿는 사람들의 다양한 문제점을 알아보자

❶ 주말형

이 형태는 주중에는 전혀 운동을 하지 않다가 주말에 집중적으로 많은 양의 운동을 하는 형태이다. 어쩌면 많은 직장인들이나 현대인들이 이러한 운동 성향을 가지고 있을 것이다. 이 형태는 부상의 위험이 있다. 또 실제로 일주일씩의 공백은 지속적인 운동효과를 차단하기 때문에 운동을 한다는 즐거움 이외의 지속적인 운동효과를 기대하기는 어렵다. 최소한 주중에 2번 정도 15~30분간 주말운동을 뒷받침하고 운동

의 효과가 완전히 소멸되지 않도록 조깅이나 가벼운 웨이트 운동 등을 더해주는 것이 바람직하다.

❷ 사교형

주로 다른 사람들과 어울릴 수 있는 게임형태로 그것도 여러 방면에 다양하게 참여하는 경우가 많다. 따라서 실질적인 운동의 적응 효과에 따른 체력의 향상이나 건강 증진은 기대할 수 없다. 오히려 게임 후의 집단 회식 등으로 열량과잉의 불균형을 낳기도 한다. 매주 산을 오르는 등산모임을 하고 난 다음 회식을 한다든지, 단체로 볼링게임을 하고 음식을 먹는다든지 하는 등의 형태들은 바람직한 운동의 효과를 낼 수 없다.

❸ 대포알형

운동에 열정적으로 열중하지만 몇 주만에 쉽게 포기하는 형으로 의욕이 앞서고 운동효과를 항상 그때그때 확인하고 싶어하는 형이다. 포기했다가 언젠가는 또다시 시작을 하고, 또 포기하곤 한다. 이런 형태의 사람들은 급하게 너무 많은 것을 얻으려 기대하지 않는 것이 좋다. 운동의 효과들은 최소한 8~12주는 되어야 실제적인 우리 몸의 변화로 나타난다.

❹ 열광형

적당한 것보다는 많이 하는 것이 좋다고 믿는 형이다. 그래서 이를 악물고 열심히 운동을 하며, 그 강도를 무리하게 상승하기를 좋아한다. 운동을 하는 기쁨과 즐거움보다는 고통을 참으며 효과를 기대하는 형이다. 운동은 중독이 아니라 자체로 기쁨과 즐거움을 찾을 수 있어야 하는 것이 무엇보다 중요하다. 과하면 부족함만 못하다는 말도 있다. 정확한 프로그램으로 욕심내지 않고 단계적으로 즐거운 마음으로 운동을 하는 것이 중요하다.

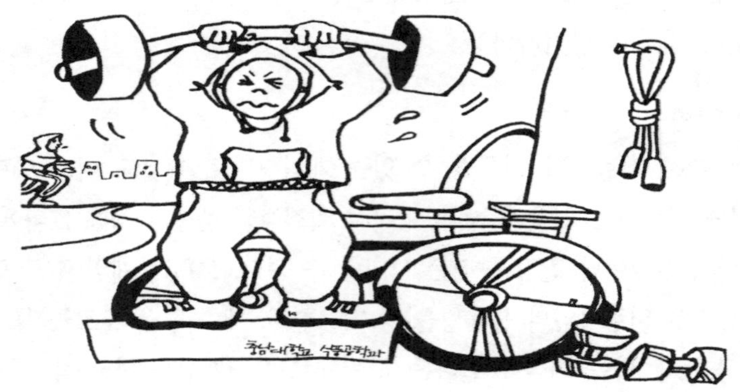

❺ 바람개비형

운동의 형태를 이것저것 바꾸는 형이다. 장기적으로 한 가지 운동에 참여하는 것이 아니라 상황이나 분위기, 기분 등에 따라 수시로 운동의 종목이나 형태를 바꾼다. 이런 성향이라면 지속적으로 운동에 참여할 수 있도록 스스로 단련하는 마음이 필요하다.

❻ 이론형

운동에 사용하는 새로운 기구나 장비들에 대하여 흥미와 관심이 많고, 운동과 관련된 잡지들을 구독하며, 새로 나온 책들을 구입하고 텔레비전에서 운동 프로그램만을 시청하지만 실제로는 운동에 참여하지 않는 형이다. 운동이란 직접 나가서 참여하고 움직이는 것이라는 것을 알아야 한다.

2) 근육 심유의 종류와 지방 분해를 촉진하는 방법

근육을 현미경으로 보면 가늘고 긴 세포가 모여 있는 것을 알 수 있다. 이 세포를 근섬유라고 한다. 근섬유의 폭은 0.1 mm 전후, 길이는 수

mm 부터 장소에 따라 수십 cm 까지 되는 것도 있다. 근섬유는 빨간색을 띤 섬유와 빨간색이 얇은 섬유로 되어 있다. 전자를 적근섬유, 후자를 백근섬유라고 한다.

적근섬유는 큰 힘을 낼 수 없지만 오랜 시간에 걸쳐 힘을 낼 수 있다. 이것은 마라톤형의 성질이 있는 근섬유이고 지근섬유라고도 한다. 이에 대하여 백근섬유는 극히 짧은 시간밖에 힘을 낼 수 없지만 큰 힘을 낼 수 있다. 이것은 스프린트형의 성질을 가진 근섬유이고 속근섬유라고도 한다. 누구나 이 두 종류의 근섬유를 가지고 있고 이 때문에 힘을 오래 동안 낼 수 있고 짧은 시간 동안 큰 힘을 낼 수도 있는 것이다.

적근에 들어 있는 지방산은 이산화탄소와 물로 분해된다. 이 과정에서 발생하는 에너지는 적근에너지원으로서 이용된다. 전술한 바와 같이 지방산의 분해는 주로 미토콘드리아안에서 이루어진다. 백근은 이 미토콘드리아가 적고 대신에 글리코겐이 많다. 그 때문에 백근에서는 지방산 대신에 글리코겐을 에너지원으로서 이용한다. 적근에 들어가지 않은 지방산은 간장에 운반되어 다시 중성지방으로 합성된다. 이 재합성된 지방은 지방조직으로 운반되어 저장된다.

우리들이 운동을 하면 자극이 되어 교감신경의 말단에서 여러 종류의 호르몬이 방출된다. 이때 나오는 호르몬은 노르아드레날린, 아드레날린, 부신피질호르몬이다. 이것들은 지방을 분해하는 작용이 있기 때문에 운동을 시작하면 체내에 축적된 지방이 분해된다. 따라서 지방을 분해하는데 효과적인 운동은 적근을 사용한 운동이다.

적근에는 몇 가지 특징이 있다.

① 적근은 느리게 밖에 움직일 수 없기 때문에 순발적 운동은 할 수 없다.

② 적근은 등뼈 주위라든가, 손발 깊은 곳에 있는 근육에 많이 존재한다.

③ 적근이 지방을 분해하여 에너지를 보낼 때는 많은 산소를 사용한다.

적근이 빨갛게 보이는 것은 산소를 포함하는 미오글로빈이라고 하는 분자가 많기 때문이다. 바꾸어 말하면 산소공급능력이 적근에서는 높고 백근에서는 낮다. 그리고 이 차이가 각각의 근육수축의 방법을 다른 것으로 하는 것이다. 일반적으로 근육은 에너지원인 ATP를 분해하는 것으로 수축한다. 즉, 근육은 ATP를 분해하는 양이 많고 효율이 좋으면 순발적으로 큰 힘을 낼 수 있고 적으면 적은 힘 밖에 발휘할 수 없다. 그러나 근육은 ATP를 분해하는 한편 재합성함으로서 계속 수축이 가능하다. 따라서 근육의 순발력이 높은가 낮은가는 ATP 합성방법에도 관계있다. 미오글로빈이 풍부한 적근의 ATP 재합성은 운동 중에 받아들인 산소를 사용하는 유산소성 기구에서 이루어지고 있다. ATP는 근육 중에 글리코겐이 젖산으로 분해되어 가는 과정에서 합성되지만 이 젖산이 어느 양을 넘으면 ATP 합성이 억제되어 근육이 수축할 수 없게 된다. 그러나 적근에 있는 풍부한 산소는 글리코겐을 물과 탄산가스로 분해해 버리기 때문에 젖산이 잘 축적되지 않는다. 따라서 적근은 지구성이 높은 수축을 계속할 수 있으므로 지방 분해를 촉진하기 위한 방법으로서 느린 전신운동을 권장하고 있다. 지방세포에 있는 지방은 분해되어 지방산이 된다. 분해된 지방산은 그대로 지방세포 안에 머물러 있으면 다시 지방으로 돌아가 버린다. 분해된 지방산을 빨리 혈액으로 내보내지 않으면 안 된다. 지방산이 혈액 속으로 들어가도 이 지방산을 태우지 않으면 간장에 들어가 지방으로 변하여 다시 혈액에 나타난다. 분해된 지방을 제거하기 위해서는 분해된 지방산을 재빨리 혈액으로 내보내 근육에 운반하여 이산화탄소와 물로 분해하는 것이 중요하다. 이를 위해서 운동을 하는 것이다. 운동을 하면 근육에 분포해 있는 모세혈관을 흐르는 혈액량이 증가한다. 그러면 지방세포에서 분해하여 방출된 지방산이 빠르게 혈액속으로 들어가 근육에 운반된다.

지방을 없애는, 즉 체지방을 연소시키는 데에는 이 적근 섬유를 이용하는 운동이 매우 효율적이다. 적근은 지방을 태울 때 나오는 에너지를 사용하여 운동한다. 이에 반하여 백근은 글리코겐을 태우는 근육이다. 따라서 백근섬유를 주로 사용하는 순발적이고 격렬한 운동을 반복해도 체지방의 연소나 분해에는 별로 도움이 되지 않는다. 따라서 지방분해를 촉진하기 위해서는 느리게 일정 시간 이상으로 전신을 움직이는 운동이 좋다.

3) 운동의 효과

(1) 에너지 소비에 미치는 영향

식이 요법만을 했을 때 시작한 후 2주에는 기초대사율(BMR)이 약 20% 정도 감소하게 되는데, 운동을 하면 단독 식이 요법 때와는 달리 에너지 소비를 늘리고, 제지방조직(LBM)의 증가로 운동시와 안정시의 대사율도 증가하며, 교감 신경을 통해 식사의 전후 열발생을 촉진시키게 된다.

(2) 체조직 구성에 미치는 영향

운동을 하지 않고 식이 요법만 했을 경우 체중 감량은 초기에 수분 배설에 의해 나타나는 경향이 크며 체중 감소의 25% 이상이 근육 등의 활성조직인 제지방조직(LBM)에 의해 일어나게 되는데 운동을 하면 제지방조직(LBM)은 보존이 되거나 증가될 수 있다.

(3) 심폐기능에 미치는 영향

운동은 튼튼하고 강한 심장을 만들어 준다. 즉, 운동은 심실강을 넓게 하며 한 번에 뿜어 낼 수 있는 혈액의 양을 증가시켜 심박수를 내려줄 뿐만 아니라 심장 근육의 탄성이 좋아지게 한다. 예를 들어 분당 90번 박동하여 혈액을 공급하는 심장과 60번 박동하여 혈액을 공급하는 심장은 당연히 기능과 효율에서 차이가 있을 수 밖에 없다. 90번의 박동으로 혈액을 공급하는 심장은 한 번에 뿜어내는 혈액의 양이 상대적으로 적다는 것이고, 반대로 60번으로 심장이 적게 뛴다는 것은 그만큼 심장의 효율이 좋다는 것이다. 운동은 심장에 계속적으로 적절한 자극을 주어 심장 운동의 효율을 촉진하고 심근 자체를 튼튼하게 하며 전체적인 순환을 원활하게 해준다.

또한 운동은 폐기능의 절대적인 향상을 가져다준다. 특히, 폐활량이나 총폐용량, 일회호흡량 등 임상적으로 의미 있는 모든 폐기능을 향상시킨다. 심장기능의 향상과 더불어 운동은 인간의 생명에 절대적인 필요요소인 산소섭취의 양을 결정적으로 향상시키게 한다. 산소는 체내 에너지 대사의 주체이므로 더 많은 산소를 섭취할 수 있다는 것은 그만큼 더 지치지 않고 활동을 할 수 있다는 것이다. 황영조와 같은 마라톤 선수의 최대산소섭취능력은 일반인에 비해 거의 두 배에 가까우며, 이는 그만큼 더 오랜 시간을 더 잘 달릴 수 있게 하는 원동력이 되는 것이다.

규칙적인 운동을 하지 않고 거의 앉아서 생활하는 좌업생활자나 흡연자들의 폐기능은 자신들이 생각하는 것보다 훨씬 낮다. 그들은 조금만 뛰면 숨이 차거나 현기증을 느끼고 호흡이 곤란한 것을 느낄 것이다. 운동은 우리 몸에 있어서 가장 중요한 심장과 폐의 기능을 튼튼하게 만들어 주는 가장 좋은 약인 것이다.

(4) 체내 대사에 미치는 영향

규칙적이고 지구력있는 운동은 혈중 중성지방을 낮추고, HDL-콜레스테롤(혈액에서 간으로 이동되는 형태의 콜레스테롤로 인체에 좋은 영향을 준다)의 양을 높이며 혈액 응고시간을 늘려 동맥경화의 발생율을 감소시킨다. 운동이 고중성지방혈증(혈액내에 중성지방인 TG의 양이 정상치보다 매우 높은 경우)에 효과적인 이유는 운동에 의해 지단백질분해효소(lipoprotein lipase)가 활성화되어 외인성(식사로부터 온 것) 및 내인성(체내에서 재합성되는 것) 중성 지방이 대사됨은 물론 외인성 중성지방을 빠르게 소실시켜 혈중에서의 체류시간을 줄이기 때문이다. 혈중콜레스테롤치는 음식으로부터 오는 양, 체내에서 합성되고 재흡수 되는 양에 의해 좌우되는데 혈청 총 콜레스테롤 치는 단기간의 식사와 운동에 의해 변화하지 않으나 운동으로 인해 LDL-콜레스테롤(TG 함량이 많은 경우로 LDL-콜레스테롤이 많으견 동맥경화증 등의 성인병이 발생하기 쉽다)치의 저하와 HDL-콜레스테롤치의 증가를 볼 수 있다. 이는 총 콜레스테롤 치는 변하지 않아도 LDL-콜레스테롤 치에 대한 HDL-콜레스테롤 치의 비율이 증가한 것을 의미하며, 이는 고지혈증 및 동맥경화증의 위험성이 감소한 것을 뜻한다.

인슐린은 식욕을 증진시키는 작용과 지방을 축적시키는 작용을 하는데 운동을 통해 에너지 소비작용이 활발해지면 포도당이 에너지로 쓰이게 되어 인슐린의 분비가 억제된다. 즉, 인슐린의 분비가 적어지는 만큼 지방이 축적되지 않게 된다. 그러나 운동이 부족하면 인슐린 분비가 왕성해지고 이에 따라 식욕도 늘고 지방 세포는 계속 커지게 된다.

운동이 부족하면 지방을 만드는 효소작용이 활발해진다. 운동을 해서 에너지 소비 작용이 활발해지면 지방 세포 속에 포도당이나 아미노산이 들어가는 양이 적어지고, 따라서 그만큼 지방을 축적하는 작용이 저하된다. 그러나 운동이 부족하면 포도당이나 아미노산을 지방으로 바꿀 때에 필요한 지방합성효소의 즈용도 활발해져서 살이 찌게 된다.

운동이 부족하면 지방을 분해하는 호르돈의 분비를 막는다. 운동을 하면 전체적으로 신진대사가 활발해진다. 은동에 의해 분비되는 호르몬 중 카테콜라민은 지방을 분해하는 작용을 한다. 그래서 운동을 하면 카테콜라민의 분비가 왕성해지면서 살이 빠-진다. 그러나 운동이 부족하면 카테콜라민의 분비 능력이 떨어져 지방이 그대로 남아 있게 된다.

(5) 심리적인 상태에 미치는 영향

운동은 정신적으로 불안이나 우울을 감소시키기 때문에, 음식 섭취 억제시에 동반될 수 있는 스트레스를 해결할 수 있다. 강한 강도의 운동은 압박감, 불안, 피로를 유발할 수 있지만 증등도 및 약한 강도의 운동은 심리적인 면에 좋은 영향을 미치며 자기 만족 및 성취도를 느낄 수 있게 해 주는 등 강한 정신력과 의지력을 길러준다.

(6) 식욕에 미치는 영향

운동 효과의 여러 가지 이점에도 불구하고 운동의 중요성이 무시되어 온 이유는 흔히 운동이 식욕을 증가시켜 체중 조절에 도움이 되지 않는다고 믿고 있기 때문이다. 그러나 운동이 식욕을 증가시킨다는 것은 잘못된 생각이다. 하루에 1 시간 이상의 운동은 식욕을 증가시킬 수 있지만 1 시간 이내의 운동은 오히려 식욕을 감소시킨다. 보통 매일같이 하는 운동은 1 시간을 넘지 않으므로 운동이 식욕을 증가시키지 않으며 오히려 에너지 소비를 증가시킨다. 즉, 1회 운동을 20분, 40분, 60분 등 1시간 이내로 했을 때에는 운동을 하지 않을 때보다 에너지 섭취가 오히려 감소되고, 1 시간 이상 5~6 시간까지 장시간 운동을 하면 식욕이 증가되며, 그 이상에서는 피로가 겹쳐서 식욕이 급격히 떨어지게 된다. 1 시간 이내의 운동에 식욕이 감소되는 것은 운동을 하면 지방을 분해시키는 카테콜라민의 분비가 활발해지고 운동으로 인한 체온 상승이 식욕을 떨어뜨리기 때문이다.

(7) 모세혈관을 형성하여 말초저항을 낮춘다.

인체는 활동이 필요한 곳에는 반드시 혈액을 공급한다. 혈액의 요구량이 커지면 당연히 공급이 늘어나서 모세혈관이 형성되며, 이렇게 모세혈관이 형성되면 말초에서의 저항이 낮아져 혈압이 낮아지게 된다. 이것이 고혈압에 운동요법이 필요한 이유 중의 하나이다.

(8) 혈액량과 헤모글로빈을 증가시킨다.

혈액 속에서 산소와 결합하여 조직으로 산소를 운반하는 것은 헤모글로빈이다. 이 헤모글로빈의 부족이 빈혈을 유발하는 것은 누구나 알고 있다. 규칙적인 운동은 이 헤모글로빈의 증가를 가져올 뿐만 아니라 동시에 혈액량의 증가를 가져온다. 결국 혈액량과 헤모글로빈의 증가는 보다 왕성한 대사 활동을 가능하게 만든다.

(9) 혈당을 조절한다.

운동은 당을 에너지로 바꾸어 사용하며, 세포의 민감도를 활성화시켜 적은 양의 인슐린으로도 혈당의 조절을 용이하게 한다. 그러므로 당뇨병에도 운동 요법이 필수이다.

(10) 피로와 스트레스를 없앤다.

스트레스는 운동을 통한 대사의 활성과 엔돌핀(endorphine)의 증가, 기초체력의 향상으로 극복될 수 있다. 체력이 낮은 사람과 체력이 좋은 사람을 비교할 때 상대적인 스트레스와 피로도는 체력이 낮은 사람이 훨씬 높다.

(11) 면역 능력을 향상시킨다.

운동은 면역을 담당하는 T-임파구의 수를 증가시키기 때문에 우리 몸의 면역체계가 강해져 질병을 예방할 수 있다.

4) 운동 처방의 실제

(1) 운동 종류

유산소성 운동이면서 충격이 적은 운동이 좋다. 이는 에너지 소비가 효과적이며 관절에 무리가 가지 않기 때문이다. 걷기와 계단 오르기는 가장 쉽고 편리하게 할 수 있는 운동이며 자전거 타기, 수영 등도 권장되는데 관절에 체중이 부하되지 않는 장점이 있다.

(2) 운동 강도

처음 시작 시에는 최대 운동능력의 50~60% 수준의 낮은 강도에서 시작하여 2주 간격으로 서서히 늘려 60~70%의 강도를 유지하도록 한다.

(3) 운동 시간

처음에 1회에 30분에서 시작하여 2주 간격으로 서서히 늘려 40~60분 정도 하도록 한다.

(4) 운동 빈도

일반적으로는 1주일에 3~5회이지만, 비만한 사람인 경우에는 매일 하는 것도 좋으며 주당 최소한 900 Kcal 이상의 에너지를 소비할 수 있는 운동이 가장 효과적이라고 알려져 있다. 산보를 1분에 110보의 속도로 45분, 속보를 1분에 140보의 속도로 30분, 조깅을 1분에 180보의 속도로 15분, 수영을 400 m 하는 것이 성인을 기준으로 약 200 Kcal가 소비되는 운동량이다.

2. 행동 치료 요법

비만해지는 것은 잘못된 생활 습관으로 인해 생기는 경우가 대부분이기 때문에 비만의 치료에 있어서도 행동의 교정이 필요하다. 행동 치료 요법은 1970년대 초부터 시작되었는데 일상의 습관 또는 행동을 변화시킴으로써 체중 감소에 도달하는 것이며, 먹게 되는 동기, 태도, 행위, 영양, 운동, 사회적 배경 등 먹는 것과 관련된 모든 것을 포함하게 된다.

즉, 어떤 사람이 비만이라고 하면 그의 생활습관에 비만을 유도하는 어떤 요인이 있을 것이므로 그것을 분석하여 그 행동을 다른 행동으로 대체시키던가 변형시킴으로써 비만을 치료하는 방법이다. 다른 방법에 비해 1년 후 감량한 체중을 가장 오랫동안 유지시킬 수 있으며, 도중 탈락률도 다른 방법에 비해 낮다. 행동 교정시에 감정적인 면을 고려하여 우울, 불안, 과민 반응 등의 치료도 적절하게 해주어야 한다.

1) 행동 치료의 원리

행동치료의 원리는 다음과 같은 4가지로 구성되어 있다.

(1) 자극 조절 (Stimulus control)

먹는 행위는 여러 가지 외부적인 자극들에 의해 이루어지므로 이러한 자극을 조절함으로써 음식에의 노출과 먹는 기회를 줄이도록 한다. 음식을 구매할 기회를 가능한 한 줄이고 음식을 눈에 뜨이지 않게 하며, 음식을 다루거나 조리할 기회, 먹는 기회 등을 줄이도록 한다. 일종의 먹이 사슬을 끊음으로써 과식을 피하게 한다.

(2) 자기 관찰 (Self - monitoring)

비만인 스스로 치료에 대해 어느 정도 책임을 가지고 자기가 관찰하고 조절하는 것이다. 식사, 운동, 생활일지 등을 통해 자신의 행동, 생각들을 기록함으로써 자기 반성의 기회도 가질 수 있다. 식사 섭취와 먹게 되는 상황에 대해 기록을 하는데 먹는 장소, 먹는 시각, 식사의 속도, 식사에 걸린 시간, 공복감의 정도, 감정 상태, 동행자, 식사중 태

도 등을 기록한다. 이를 통해 목표가 되는 행동들을 수정할 수 있으며
되먹이기를 통해 올바른 행동들을 습득할 수 있다.

(3) 포상 제도 (Reward system)

포상 제도는 행동을 교정하는 긍정적인 강화 요법으로 치료의 효과
를 높일 수 있다. 즉, 포상 제도는 자기 자신, 가족, 친지들과의 계약을
통해 구체적으로 이루어질 수 있다. 체중 감량을 했을 때 칭찬을 많이
해 주고, 환자가 좋아하는 물건들을 계약을 통해 얻도록 하는데, 체중
감량에 따른 결과보다는 행동 교정 그 자체에 따라 포상을 해 주도록
한다. 주위 사람들의 관심과 협조가 치료에 많은 도움이 된다. 단 포상
되는 것이 음식이어서는 안 된다.

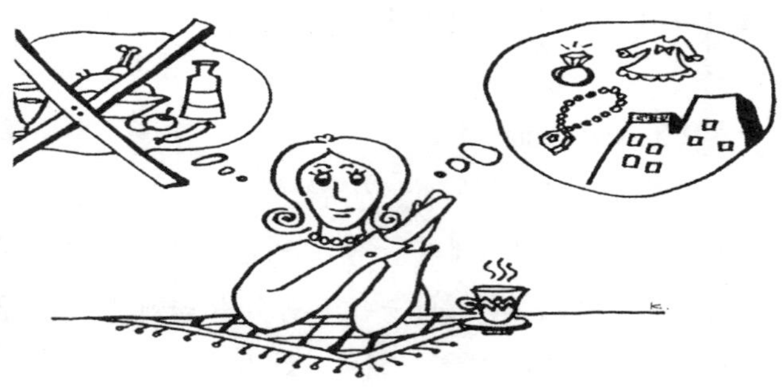

(4) 인식 재구성 (Cognitive reconstruction)

비만인들은 갖고 있던 인식을 새롭게 해야하는데, 예를 들면 스트레
스를 받았을 때 폭식하는 것으로 스트레스를해소했던 사람은 폭식 대
신 운동을 한다든지 친구와의 대화 등을 통해 풀어나갈 수 있다. 또한
비만 환자들이 갖고 있는 자신의 신체에 대한 부정적인 신념, 과거 체
중 감량에 대한 실패, 자신의 의지 부족 등을 교정하여 인식을 변화시
키는 것이다.

2) 행동 치료의 내용

(1) 대한영양사회에서 발표한 행동치료의 내용(1991년)

① 체중을 줄이고 싶으신 이유가 무엇입니까? 그 목록을 작성해 보십시오. 다이어트를 시작한 후 가끔씩 이 목록을 읽어보신다면 자극이 될 것입니다.

② 식사일기를 매일 쓰십시오. 일기를 쓰면 당신이 과식을 하게 되는 원인을 쉽게 밝혀낼 수 있을 것입니다. 즉 매 시간마다 한 일을 모두 기록하는 것입니다. 다른 사람이 음식 먹는 것을 보고 있는지, TV를 보고 있는지를 계속 기록해 나가는 것입니다. 또한 그 시간에 느꼈던 기분도 같이 적는다면 더욱 효과가 있습니다. 지루할 때, 화가 날 때, 아니 슬플 때에 과식을 하게 되지는 않는가를 금방 깨닫게 될 것입니다.

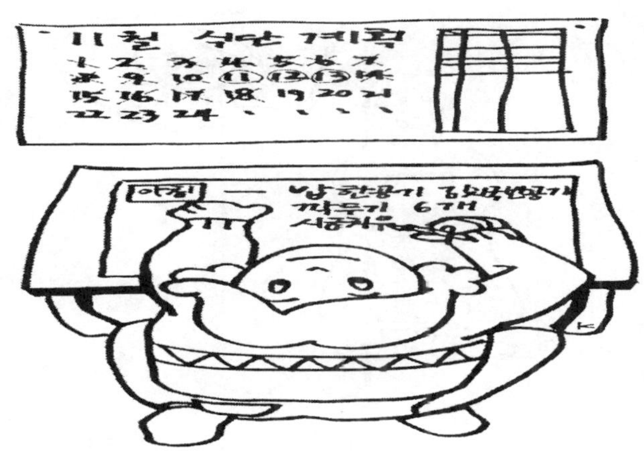

③다이어트를 하면서 체중을 너무 달아보진 마십시오. 저울에서 매일
효과를 찾아볼 수 없다면 곧 실망해서 포기해 버릴테니까요.

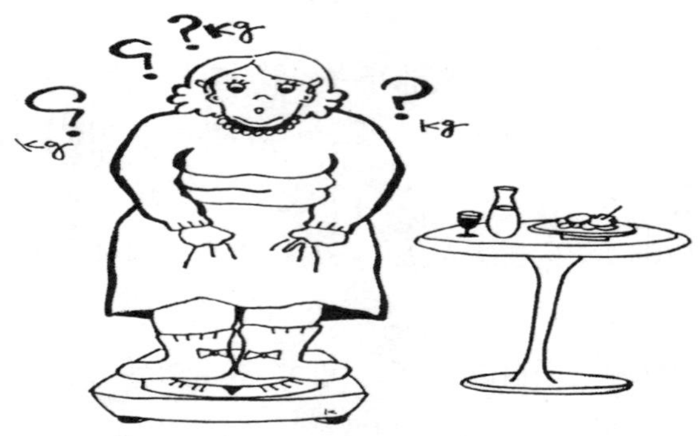

④다이어트를 시작하기 전 뚱뚱했던 사진을 가지고 다니십시오. 조금
이라도 날씬해진 현재의 모습과 늘 비교를 해 보는 것은 참으로 즐
거운 일일 것입니다.

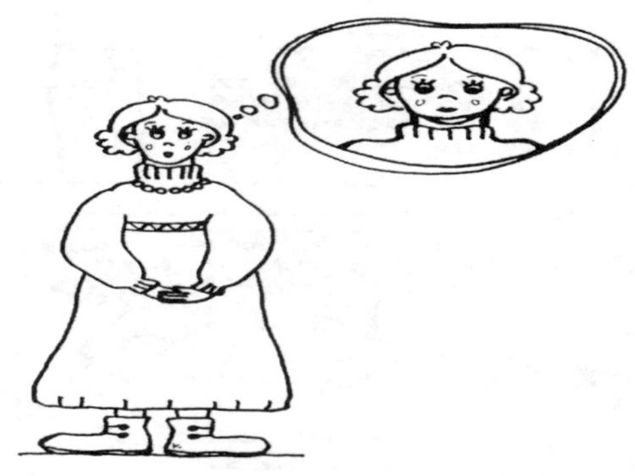

⑤목표체중을 너무 무리하게 잡지는 마십시오. '체중은 천천히 줄여야
합니다' 세살 버릇이 하루아침에 고쳐질 수야 있겠습니까? 한 번 실
수로 먹지 말아야 할 음식을 먹었을 때 체중조절에 대한 원대한 결

심을 무너뜨릴 수가 있기 때문입니다. 완벽을 추구하는 것이 자칫
완벽한 실패를 추구할 우려가 있습니다.

⑥ 쇼핑하러 가기 전에 사야할 물건목록을 꼭 적어 가지고 가십시오.
목록에 없는 '맛있는 것'에 눈길을 주지 마십시오.

⑦ 배고플 때엔 슈퍼에 가지 마십시오. 집에 와서는 괜히 사왔다고 후
회할 식품들을 마구 사게 될 수가 있습니다.

⑧ 너무 많은 금지식품을 정해놓지 마십시오. 한 가지 식품에서 유혹받
기 보다는 전체 음식에서 유혹받기가 더 쉽습니다.

⑨ 이야기를 하면서, TV를 보면서, 라디오를 들으면서, 신문을 보면서
식사를 하지 마십시오. 절대로 주의를 분산시키지 말고 음식을 먹고
있다는 사실을 충분히 느끼십시오.

⑩ 적어도 20번씩은 씹은 후에 삼키십시오. 그러면 먹는다는 사실에 더
주의를 집중할 수가 있고 식사시간을 길게 연장시킬 수도 있습니다.

⑪ '먹는 것에 대한 유혹'을 이겨냈을 때엔 자신에게 포상을 하십시오.
단, 상품이 음식이라면 곤란하겠죠. 새 옷을 사거나, 극장에 가거나,
평소에 하고 싶던 일을 이 기회어 하십시오.

⑫ 식사를 한 후에는 곧바로 이를 닦습니다. 치아 건강에도 중요한 일
이지만, 음식 맛이 입안에 남아있으면 그것에 대한 미련을 쉽게 떨
쳐버릴 수가 없습니다.

⑬ 식당에 갈 기회가 있다면 다른 사람들이 식사하는 모습을 잘 지켜보
십시오. 날씬한 사람과 뚱뚱한 사람의 식사태도를 비교해 보는 것도
재미있습니다. 대개 뚱뚱한 사람은 허겁지겁 식사를 하고, 날씬한
사람은 천천히 먹습니다. 누가 더 품위 있어 보입니까? 그리고 다이
어트에 어떤 태도가 더 바람직할까요?

⑭ 거울을 늘 갖고 다니십시오. 이 비장의 무기는 식사할 때 사용하십
시오. 식탁에 겨울을 세워놓고 당신의 식사모습을 비춰보는 것입니

다. '누가 누가 빨리 먹나?' 경주를 하고 있는 것 같지는 않습니까?

⑮ 정해진 장소 이외에서는 뭘 먹지 않는 것이 좋습니다. 특히 이부자리나 책상으로 음식을 갖고 가는 것은 피해야 합니다. 음식과 함께 하는 시간이 현격히 줄어들 것입니다.

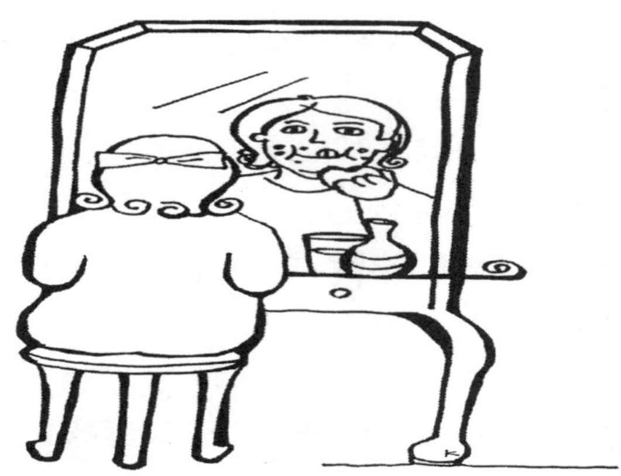

⑯ 식사를 거르는 것은 다이어트를 크게 방해하는 요인입니다. 아직 못 느끼셨습니까? 한 끼를 굶으면 다음 식사 때 2배 이상으로 먹게 된다는 사실을….

⑰ 잔치집이나 파티, 회식에 갈 때에는 출발 전에 약간의 음식을 먹고 가는 것이 좋습니다. 배고픈 상태에서 너무 많은 유혹에 노출된다면 사람은 약해질 수 밖에 없습니다.

⑱ 친목활동, 친교모임, 가족여행, 오락 등의 기회는 자주 갖는 것이 도움이 됩니다. 대개 심심해서 먹을 것을 찾게 되는 수가 많기 때문에 잦은 친교활동을 통해서 심심하고 무료한 시간을 줄이는 것은 좋은 방법입니다.

⑲ 새로운 취미활동을 다양하게 개발하십시오. 예를 들어 양재나 목공일에 취미를 붙인다면 손이 바빠지고, 마음도 공허함에서 헤어날 수

가 있을 것입니다. 음식에 대해 생각하는 시간을 되도록이면 줄여야 하니까요.

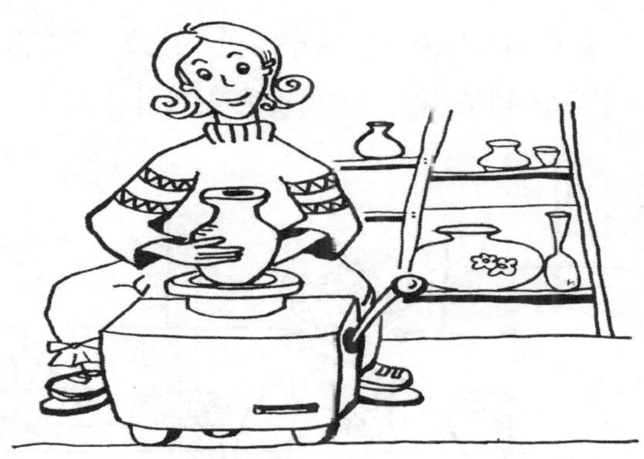

⑳ 목표체중에 도달하는 날을 못박아 두지는 마십시오. 1주일 후 수영복을 입기 전까지 5 kg을 줄이겠다는 생각은 좋지 않습니다. 체중조절은 백년지대계(?)이어야 합니다.

㉑ 이제 유혹을 물리칠 만한 의지력을 갖추셨습니까? 아직도 자신이 없다면 회식에는 아예 가지 마십시오. '장한 의지'-그것이 선결요건입니다.

㉒ 집에서 요리를 할 때엔 꼭 식구 수만큼만 만드십시오. '큰 손'의 부작용을 많이 보지 않았습니까?

㉓ 식사를 할 때에 냄비나 솥 채로 식탁 위에 놓지 마시고 1인분씩만 놓아주세요. 냄비나 솥은 시야에서 멀리 떨어뜨려 놓아야 합니다. 더 먹기를 원하는 식구가 있다면 각자 가서 떠오도록 합니다.

㉔ 음식을 되도록이면 눈에 띄는 곳에 놓아두지 마십시오. '보지 않으면 마음도 멀어진다(Out of sight, Out of mind).'라는 진리를 기억하십시오.

㉕ 먹는 일 대신 산책이나 운동이 어떻습니까? 일반적인 생각과는 달리, 운동을 한다고 해서 반드시 배가 고파지는 것은 아닙니다. 운동은 몸에 축적되어 있는 에너지를 소비해줄 뿐만 아니라 정서적으로도 매우 도움이 되고, 결국엔 과식을 안 하도록 도와줄 것입니다.

㉖ 조리를 하신다면 너무 많은 양은 맛보지 마십시오.

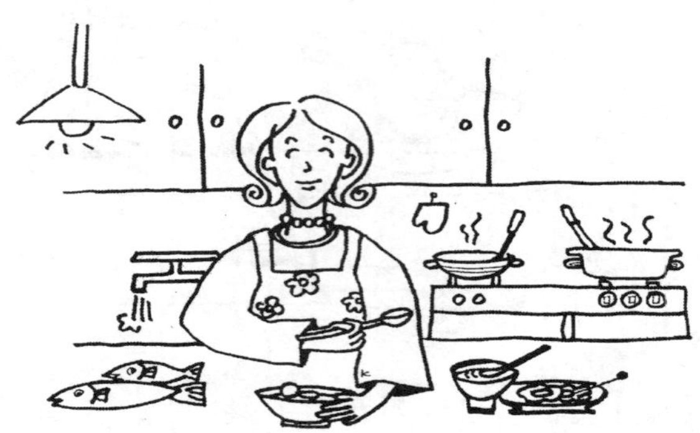

㉗ 스스로를 쓰레기통으로 전락시키지 마십시오. 자존심을 지키세요. 남은 음식을 먹어서 살을 찌우느니 차라리 버리는 게 여러 면에서 더 낫습니다.

(2) 행동 치료 내용의 다른 예

❶ 자극 조절

① 음식 구입시

　㉠ 장을 볼 때는 식사 후에 할 것

　㉡ 미리 목록을 정해서 살 것

　㉢ 인스턴트 식품은 사지 말 것

② 일상 생활에서

　㉠ 음식을 보이지 않는 곳에 저장할 것

⑳ 한끼에 먹을 수 있는 만큼만 만들 것
⑴ 정해진 시간과 장소에서만 식사할 것
⑵ 적은 용기를 사용할 것
⑶ 식사 후 바로 식탁을 떠날 것
⑷ 타인의 권유에 의한 음식을 거절할 것
⑸ 불안하거나 우울할 때는 식사를 피할 것
⑹ 간식을 주로 하는 시간대에 약속을 하여 간식시간을 피할 것
⑺ 운전을 하면서 초콜렛을 먹는 대신 라디오를 들을 것
⑻ 쉬는 시간이나 점심 시간에는 앉아서 얘기를 하지 말고 산책을
   할 것

❷ 식사 습관
① 먹을 만큼의 양만 담아서 먹을 것
② 천천히 식사할 것
③ 그릇을 비우려고 애쓰지 말 것
④ 음식이 아깝다고 먹지 말 것
⑤ 책을 보거나 TV를 볼 때 먹지 말 것

❸ 영양 교육
① 음식물의 열량에 대해 알도록 할 것
② 실천 가능하게 열량 섭취를 줄일 것

❹ 신체 활동
① 비정규적 활동
   ㉠ 많이 걷도록 할 것
   ㉡ 계단을 이용할 것
   ㉢ 한가한 시간에는 TV를 시청하지 말고 운동을 할 것
② 규칙적인 운동

㉠중등도의 운동 요법을 시작할 것
㉡규칙적인 운동 프로그램에 참여할 것

❺ 자기 관찰
① 식사 행동 : 먹은 시간, 장소, 종류, 양, 기분 등을 기록할 것
② 활동량과 운동 : 시간, 종류, 힘든 정도 등을 기록할 것

❻ 포상 계획
① 가족이나 친구들은 칭찬을 많이 해줄 것
② 구체적인 포상을 해줄 것, 단, 음식은 제외된다.

❼ 인식의 재구성
① 합리적인 목표를 세울 것
② 결과보다 과정을 생각할 것
③ 자신감을 갖고 어려움을 극복할 것

3) 행동 치료의 단점

환자가 정말 먹고 싶어하는 식품을 완전히 금지하게 되면 '마구먹기 (신경성 탐식증)' 등의 정신사회생물학적인 장애(psycosociobiological dis -orders)로 연결될 수 있다.

(1) 신경성 탐식증(Bulimia Nervosa)

탐식증이란 마구먹기(binge eating)를 의미하는 행위로, 짧은 시간 동안에 매우 많은 양의 음식을 먹어치우는 것을 의미한다. 즉, 남이 모르게 달고, 열량이 높으며 삼키기 쉬운 다량의 음식물(예 : 아이스크림)을 1~2시간에 걸쳐 게걸스럽게 먹는 것으로, 먹고 난 후 환자는 잠을 자거나, 사회활동의 중단 또는 목구멍에 손가락을 집어넣어 구토를 야기

시키는 증상으로, 구토로 인한 충치, 찰과상, 손등에 흉터가 생기기도
한다. 이와 더불어 환자는 우울, 죄책감으로 괴로워하기도 하는데 환자
는 구토에 대한 충동을 자제하지 못하며, 체중증가가 무서워 설사제나
이뇨제를 남용하기도 하고 때때로 격렬한 운동을 시도하기도 한다. 체
중은 과체중 또는 저체중일 수 있으나 대개는 정상 체중을 유지하고
있으며 성(性)적 흥미도는 어느 정도 유지하고 있는 상태를 말한다.

　신경성 탐식증은 다음의 네 가지 증상과 관련이 있으며 신경성 탐식
증의 진단 기준은 <표 2-9>에 기재되어있다.

① 스스로 유발하는 구토, 반복 시행되는 극심한 식품 제한에 의한 체
　중 감량, 설사제나 이뇨제의 남용, 그리고 금식과 마구 먹기의 되풀
　이에 의한 잦은 체중의 변화

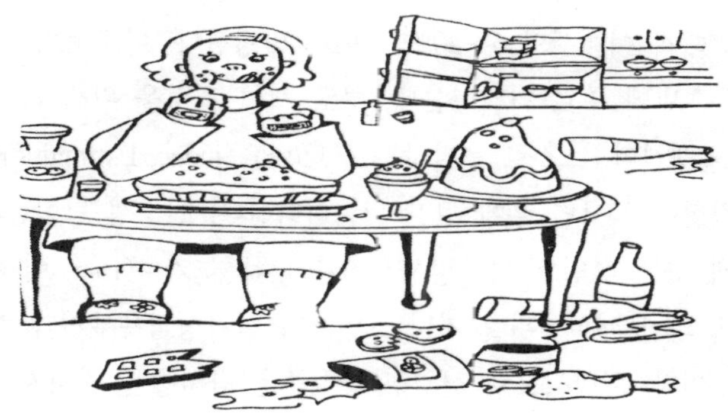

② 먹는 것에 대한 스스로의 통제가 어려운 것에 대해 극심한 우려를
　나타냄
③ 우울증이나 자기 혐오(특히 마구 먹은 직후의)와 함께 신체에 대한
　불만족을 표시
④ 위의 증상을 유발할 수 있는 신체적·정신적인 기타 원인(질병)이
　없음

■ 표 2-9 신경성 식욕부진증과 신경성 탐식증의 진단 ■

신경성 식욕부신증	신경성 탐식증
1. 체중 : 저체중	1. 체중 : 정상 또는 과체중
	2. 비만하다고 걱정함.
2. 저체중임에도 뚱뚱해질 것으로 걱정함.	3. 식사 습관이 비정상적임.
	4. 아래의 5가지 중에서 적어도 3가지가 나타나고, 4주 동안에 1주일에 적어도 1번씩의 마구먹기를 할 때.
3. 체중을 감소시키려고 함.	
4. 무월경 (적어도 3번의 월경이 연속적으로 없음).	① 고열량과 쉽게 섭취할 수 있는 음식을 먹음
	② 다른 사람의 눈에 띄지 않게 마구먹기를 함
	③ 마구먹기를 중단하는 경우, 복통, 수면, 행동장애 또는 토하거나 약제를 복용함
5. 체중 감소를 일으키는 기본적인 질병이 없음.	④ 토하거나 약제의 사용으로 인한 체중 감소를 반복해서 시도함
6. 음식 섭취를 제한하는 경우가 60%, 마구먹기와 토하기를 동반하는 경우가 40%.	⑤ 마구먹기와 토하기, 약제의 사용을 반복하므로 4~5Kg의 체중변화가 있음

　　미국의 경우, 신경성 탐식증의 발생은 조사방법에 따라 많은 차이를 보이는데 대개 여대생의 5~20% 정도가 발병한다. 마구먹기의 행위는 청소년기 후반에 주로 나타나는데, 주로 체중 조절을 위해 다이어트를 한 후에 발생한다. 스스로 유발하는 구토(self-induced vomiting)는 마구먹기를 경험한 약 1년 후에 뒤따라서 나타난다. 신경성 탐식증의 예후를 나쁘게 하는 요인으로는 발생시기가 너무 늦거나(16세 이후), 구토나 약물에 의한 배설행위를 지니고 있거나 신경성식욕부진과 결부되어 있는 경우이다. 일반적으로 신경성 탐식증은 탐식증을 지니지 않은 신경성 식욕부진의 경우에 비해 예후가 좋지 않은데 이들의 의학적 합병증으로는 전해질 대사 이상과 혈액량 감퇴증, 그리고 심한 경우 우울증이 동시에 발생되어 자살의 위험이 커질 수 있다. <표 2-10>은 신경성 탐식증 환자들에서 나타날 수 있는 증상을 나타낸 것이다.

구 분	증 상 의 종 류
내분비내사	불규칙한 월경
심순환기계	토근 중독(ipecac poisoning)
신장	이뇨제의 과용으로 인한 저칼륨혈증
위장관	급성 위확장 및 파열, 이하선 획장증, 치아 에나멜의 침식, 식도염 및 식도파열, 하제의 사용으로 인한 저칼륨혈증, Mallory-Weiss tears

(2) 신경성 식욕부진증(Anorexia Nervosa)

'식욕부진(Anorexia)'이란 식욕의 손실을 의미하나 신경성 식욕부진증에서의 의미는 약간 다르다. 신경성 식욕부진증 환자는 식욕이 있고 배가 고프다고 느끼지만 먹지 않고 먹고 싶은 마음을 억제함으로써 자기만족을 이룬다. 대부분의 신경성 식욕부진증 환자들은 다른 사람을 위해 음식을 조리하고 새로운 조리법을 수집하며 음식점 주변을 배회하는데 많은 시간을 소비하고 있으며 환자들의 머리 속에는 항상 음식에 대한 생각으로 가득 차 있는 경우가 많다.

신경성 식욕부진증은 다음의 6가지를 포함한 증상을 말한다. 아래의 모든 증상이 완전히 나타나는 경우를 전형적인 혹은 1차적인 식욕부진증이라고 하고, 이와 유사하지만 비정상적으로 체중 조절만을 위해 식사섭취를 제한하고 지나치게 육체적인 활동을 감행하는 경우를 비전형적인, 2차적인, 또는 가성(假性) 신경성 식욕부진증으로 구별한다. 신경성 식욕부진증의 진단 기준은 <표 2-9>에 기재되어 있다.

① 뚱뚱해지는 것에 대해 심한 공포심을 나타내고 체격(신체상)에 대한 잘못된 인식을 지니고 있으며, 체중 감량에 대한 지나친 욕구를 지니고 있음

② 스스로 금식을 통해 눈에 띄게 체중 손실을 보이고, 정상키에 대한

최저 체중의 15% 이하의 체중임

③ 무월경과 금식으로 인한 신체적인 증상을 보임

④ 육체적 과행동과 수면 장애를 지닌다. 많은 환자들이 아프기 전에는 팀을 이루어서 하는 운동을 많이 했는데 질병이 진행됨에 따라 점점 혼자 하는 운동(예 : 조깅, 달리기, 수영, 미용체조 등)을 하게 되고 한 번 시작하면 정상범위를 넘어설 정도로 운동을 한다. 운동량이 점점 많아지면서 환자는 거기에 만족을 하고, 여러 가지 운동을 많이 하며, 수면이 부족해도 피곤함을 느끼지 않기 때문에 환자는 점점 사회로부터 고립되는 경향이 있다.

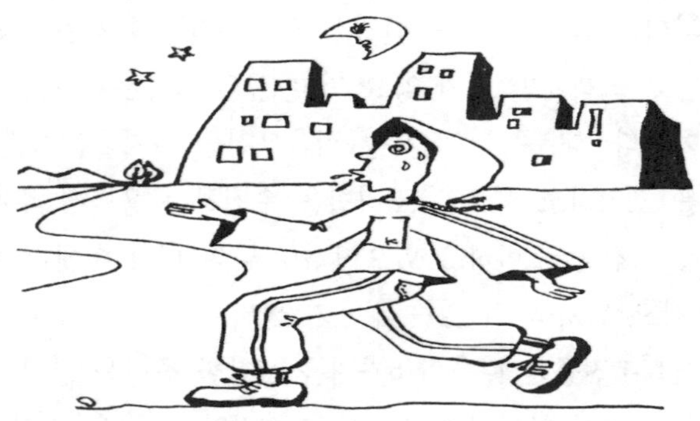

⑤ 정신적 이상, 즉, 식품에 대한 기이한 행동이나 태도, 때로는 스스로 유발하는 구토, 마구먹기(탐식증), 질병의 완고한 부정을 나타냄

⑥ 체중 손실이나 기타 증상을 유발하는 다른 질병을 갖고 있지 않음.

미국의 경우, 신경성 식욕부진증의 발생률은 0.5~1%의 비율로, 주로 14~18세의 중상류 백인 여성들에서 많이 발생하고, 여자가 남자보다 20배 정도로 발생율이 높다. 섭식장애로 인한 사망률은 질병의 기간, 치료시기, 식품제한, 탐식증, 약물에 의한 배설의 공존 여부에 따라 달라지는데 이러한 요인들과 무관할 때는 약 5~18%에 이른다.

식욕부진증은 정신적인 것 뿐 아니라 육체적인 합병증을 유발할 수 있다(표 2-11). 즉, 신경성 식욕부진 환자에게서 아연, 구리, 철분의 결핍과 쓴맛과 신맛에 민감하게 작용하는 미각감퇴증이 있으며 골질량의 감소로 골다공증 등이 유발된다.

■ 표 2-11 신경성 식욕부진증에서 나타나는 합병증 ■

구 분	증 상 의 종 류
내분비 내사	무월경, 골다공증, 체온조절의 이상, 고카로틴혈증, 노르에피네프린의 감소, 성장호르몬 증가 등
심순환기계	서맥, 저혈압, 부정맥
신장	혈중 요소와 질소의 증가, 사구체여과율의 감소, 신결석, 부종
위장관	위액배출의 감소, 변비, 간 효소 수치의 증가
혈액학	빈혈, 백혈구 감소증, 혈소판 감소증
피부	미리카락의 손실, 솜털의 손실

3. 약물 요법

반세기전 식욕억제제가 처음 소개된 이래 많은 발전이 있었지만, 약물요법에 대한 장기간의 효용성이나 문제점 등이 확실히 밝혀져 있지 않아 아직도 어려움이 있는 실정이다. 최소한 6개월 이내의 단기간에는 체중 감량 효과가 뚜렷하고 약제들의 안전성도 보고되고 있어 임상에서 적용하고 있으며 최근에는 에너지 소비의 비정상이 비만과 관련된다는 보고로 인해 에너지 소비를 자극하기 위한 약의 개발 및 판매가 이루어지고 있다(표 2-12). 그러나 약물 요법은 식이요법, 운동요법, 행동치료요법과 같은 다른 치료와 함께 사용되어야 한다. 또한 약물로 감소된 체중을 장기적으로 유지하는 것은 허상이라는 것을 명심해야 하며 약물 사용시에는 반드시 의사의 처방이 있어야한다.

용도	약품	상품명	대사작용
처방용	D,L-amphetamine D-amphetamine Fenfluramine Mazindol Diethylpropion Clrotermine	Benzedrine Dexedrine Ponderal Sanorex Tenuate Voranil	식욕억제 식욕억제 식욕억제 식욕억제 식욕억제 식욕억제
판매장용	Phenylpropanolamine (PPA)	Acutrim, Dexatrim	식욕억제
실험적	Cholecystokinin(CCK) Opioid Antagonists Chlorocitric acid Acarbose BRL 26830A Ro 16-8714 LY 104119		식욕억제 식욕억제 식욕억제, 위공복저해 식사당질흡수저해 에너지소비자극 에너지소비자극 에너지소비자극

1) 비만 방지 약물의 조건

이상적인 비만 방지 약물에 대한 기준은 다음과 같으나 불행하게도 이 모든 기준을 만족할 만한 약제는 아직까지 개발되어있지 않다.

① 신체 단백질로 대체하여 체지방의 감소를 통한 상당한 체중의 감소
② 바람직한 체중이 되면 감소된 체중을 유지함.
③ 식사와 운동의 체중 감소 프로그램과 비교시, 보다 나은 방법이어야 함.
④ 약물을 만성적으로 복용시에 부작용 또는 남용 가능성이 없어야 함.

2) 식욕억지제

(1) 암페타민(Amphetamine)

암페타민은 흰색·무취의 결정체로 신경전달물질인 노르에피네프린

과 도파민의 활성도를 증가시키는 중추신경계 자극제이다. 체중 감소
제로서의 암페타민의 종류는 1937년 우울과 발작성 수면 치료를 위해
약을 복용하던 환자가 체중이 감소된다는 사실을 관찰할 때에 처음으
로 보고되었다. 처음에는 암페타민이 활성도를 증가시켜 체중에 영향
을 준다고 믿었으나 곧 체중 조절에 대한 주작용은 식사섭취 감소임이
입증되었다. 연구에 의하면 암페타민은 배고픔에 대한 주관적 느낌을
감소시키고, 식사시작을 저해한다고 한다.

　암페타민의 복용으로 체중을 상당량 감소할 수 있으나 이상적인 약물
은 아니다. 불안감, 자극 과민성, 심혈관계 흥분, 불면증, 혼란과 같은 다
양한 부작용이 있고, 만성적으로 사용시 극도 불안 상태, 과대망상에 이
를 수 있다. 더구나 식욕 부진에 대한 내성, 암페타민에 대한 신체적 의존
이 빨리 생기고, 약에 대한 집착 등이 일반적으로 보고되는 부작용이다.

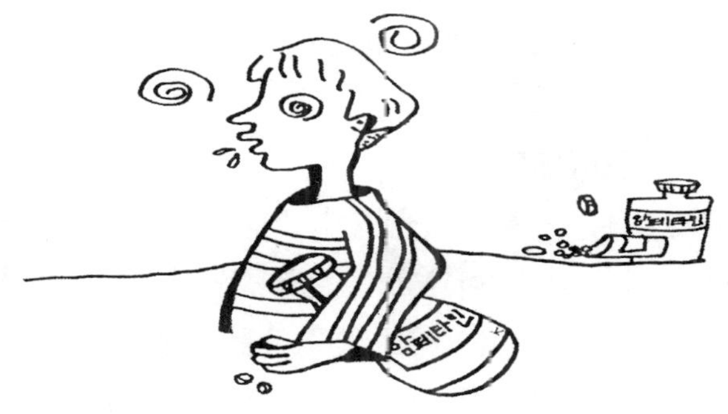

(2) 펜플루라민(Fenfluramine)

　펜플루라민은 신경전달물질인 세로토닌 활성도를 증가시키는데 위약
을 공급받은 환자에 비해 펜플루라민을 공급받은 환자들은 유의적으로
더 많은 체중 감소가 일어났고 감소된 체중이 3개월동안 유지되었다.
배고픔을 저하시키는 암페타민에 비해 펜플루라민은 만복감을 증가시킨

다. 이 약은 또한 간식 행동뿐만 아니라 식사 정도도 저하시킨다.

암페타민에 비해 펜플루라민은 중추신경계를 자극하지 않는다. 그러나 가면, 혼수, 설사, 우울증 같은 많은 부작용이 보고되고 있고 식욕부진에 대한 내성이 보고되어 있다. 그러나 암페타민과 같은 신체적 의존과 약에 대한 내성은 보고되지 않았다.

3) 내분비물질

(1) 갑상선호르몬(Thyroid hormone)

대사율을 항진시켜 에너지 소모를 크게 해준다. 그러나 이 약은 갑상선 기능부전(hypothyroidism)으로 발생한 비만을 치료할 때에만 사용된다. 갑상선 기능이 정상일 때에는 매우 많은 양을 투여해야만 대사율이 항진되는 효과를 볼 수 있는데, 이 때에는 몸의 경련, 설사, 가슴의 두근거림, 심박항진 등의 부작용이 뒤따른다.

(2) 콜레시스토키닌(CCK)

콜레시스토키닌은 식사섭취 동안에 소장으로부터 분비되는 단백질이다. 생쥐, 돼지, 양, 원숭이와 같은 실험동물 연구에 의하면 콜레시스토키닌은 식사 섭취를 감소시키고, 만복감을 일찍 느끼게 한다. 즉, 콜레시스토키닌은 유의적인 부작용이 없이 정상인과 비만인의 식사 섭취를 감소시킨다. 인간의 식사 섭취에 대한 콜레시스토키닌의 작용 중 가장 재미있는 것은, 콜레시스토키닌을 주입하면 소량의 점심 식사를 했지만 오후 간식을 하지 않게 되며 정상양의 식사시 보다 더 늦게 저녁 식사를 하였다는 것이다.

콜레시스토키닌 사용시의 제한점은 만성적인 콜레시스토키닌의 효율성과 안정성에 대한 자료의 부족과 인간에게서 장기간 체중 감소를 일으킬 수 있는지에 대한 정보가 부족한 것이다. 또한 콜레시스토키닌은 구강으로 복용할 때는 효과가 없고 주사로 주입할 때만 효과를 나타낸다.

(3) 오피오이드 저해제(Opioid antagonists)

오피오이드 활성도를 모방하는 약은 식사섭취를 증가시키고, 오피오이드 저해제는 식사 섭취를 저해한다. 실험에 의하면 오피오이드 저해제(예 : naoxone, naltremone)는 정상 체중군보다 비만 실험동물군의 식사 섭취를 감소시킨다. 또한 다른 연구에 의하면 오피오이드 저해제는 마른 사람과 비만인의 식사 섭취량을 감소시킨다고 하였으며 이는 식사와 배고픔에 대한 생각을 감소시켰기 때문으로 알려져있다. 그러나 다른 연구에 의하면 오피오이드 저해제를 투여했을 때와 위약을 투여했을 때의 체중감소가 거의 비슷한 것으로 보고되어 있어 비만에 대한 오피오이드 저해제의 역할은 뚜렷하지 않다.

오피오이드 저해제 사용시의 부작용은 과량을 투여했을 경우, 급성적으로 메스꺼움과 복부경련을 나타내었고 만성적으로는 간 질환이 유발되었다.

4) 영양소 흡수 억제제

(1) 메틸셀룰로오스(Methylcellulose)

메틸셀룰로오스는 음식에 부피(bulk)를 더해주면서 소화흡수는 되지 않는 섬유소로서 신체에 어떤 해도 끼치지 않는다. 그러나 비만을 치료하는 효과도 약하다.

(2) 올레스트라(Olestra, Sucrose polyester)

올레스트라는 가공 지방으로서 지방산에 설탕(sucrose)을 결합시킨 것으로 소화·흡수가 되지 않는다.

(3) 제니칼(Xenical, Orlistat)

제니칼은 소화 작용을 방해하며 섭취한 지방의 흡수를 최고 30%까지 감소시키는 작용을 한다. 이 약물은 비만으로 인해 심각한 건강상의 문제를 갖고 있는 사람들에게만 적용되어야 한다. 또한 비타민 D, 비타민 E 또는 베타카로틴 같은 영양소의 흡수를 저해하는 작용이 있어 제니칼 복용 환자는 반드시 다중비타민(multivitamin) 요법(여러 종류의 비타민을 먹는 것)을 병용하여야 한다. 그리고 헛배부름, 가스참, 묽은변 등의 부작용이 발생하며, 음식물 중의 지방 함량을 높이면 부작용이 더 심해진다. 만약 지방을 과다하게 섭취한다면, 지방의 심한 부작용을 느낄 수 있기 때문에 제니칼은 지방 남용 방지제(Fat Antabuse)로 표현되고 있다.

2년간 미국과 유럽에서 4,000명의 환자들에게 행해진 임상 시험에 따르면 약 100 kg의 체중을 가진 사람들에게 제니칼을 1일 3회 복용시켰더니 1년에 9 kg 또는 각자 몸무게의 10%의 체중 감량을 나타내었다. 그러나 임상시험시 11명의 여성들에서 유방암이 발생하였다. 또한 장기간의 독성에 대해서도 알려져 있지 않다.

(4) 하제(下劑)

변을 통해 다량의 수분을 배설하게 하므로 체중이 일시적으로 감소하기는 하나 수분을 섭취하면 다시 체중이 늘게 된다. 또한 반복해서 사용하면 장관의 궤양, 경련성 변비 등 소화기관에 손상을 초래할 수 있고 심한 경우에는 전신 영양실조가 될 위험도 있다.

5) 열생산 자극제

식사에 의한 열생산 손상도 비만 발생에 관여하므로 최근에는 약물의 열생산 자극이 비만치료제 연구의 목표가 되고 있다. 여전히 실험단

계이지만 <표 2-12>의 3가지(Ro 16-8714, BRL 26830A, LY 104199)의 열생산 자극 약물이 최근에 개발되었다. 이 약들은 갈색지방조직 열생산을 자극하고 지방 분해를 증가시켜 유전적으로 비만인 설치류의 체중을 감소시켰다. 임상 평가에 의해 인간에서 Ro 16-8714와 BRL 26830A의 열생산 효과가 확증되었으나 열생산을 증가시킨 Ro 16-8714를 복용할 때 심박수가 증가되는 등의 부작용이 보고되었다.

4. 외과적 수술 요법

수술은 치료의 급진적인 형태로 심각한 비만(100% 이상의 체중 과다)에서만 권장된다. 1950년대 초에 소개되었던 수술은 장기간 동안 심각한 비만과 과체중으로 고통받는 사람들에게 시행되었다. 현재 우리나라는 미용을 목적으로 하는 지방흡입술 외에 다른 형태의 수술은 거의 행해지지 않고 있다.

1) 공회장부행로(Jejunical bypass, Intestinal bypass)

비만에 처음으로 사용된 수술법으로 소장의 흡수 면적이 약 18 인치까지 감소된다. 이 수술의 원리는 만약 소장 길이가 감소된다면 영양소 흡수가 감소되어 체중 감소에 이른다는 것이다. 공회장부행로의 시술이 매우 성공적일 경우는 약 30~90 kg의 체중을 감소할 수 있다. 수술 후의 체중 감소는 영양소의 소장 흡수 감소로부터 뿐만 아니라 식사 섭취 감소로부터 비롯된다. 공회장부형로를 시술받은 환자의 60~75%가 식사 섭취 감소에 의해 체중이 감소되었다. 수술은 또한 정상적인 식습관에 이르게 한다. 수술 전에 많은 환자들이 무질서한 과다 식사 섭취의 형태를 보고하였으나 수술 후에는 명백한 식습관의 변화로 1일 식사 횟수의 감소가 일어나고 과식과 토함, 간식, 식사규모, 단것에 대한 갈망, 화나 우울에 대한 반응으로서의 식사에 변화를 나타내며 과일과 야채에 대한 욕구가 증가한다. 수술의 또 다른 이점은 비만의(의학적) 합병증의 개선, 기분 전환과 같은 기능의 개선, 활동 정도, 자부심, 직업 수준, 자기 주장과 같은 긍정적 변화가 나타난다.

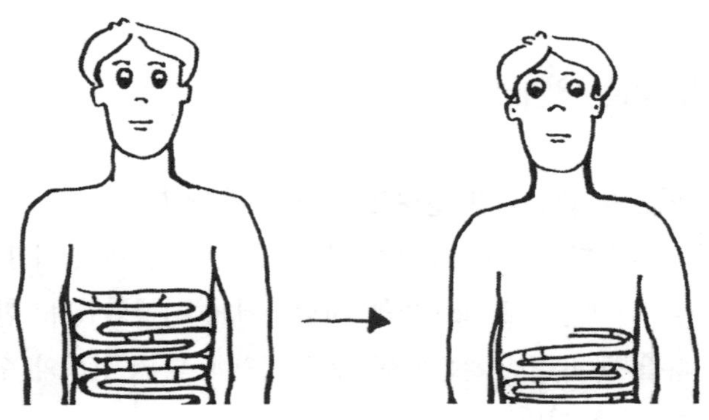

장부행로수술은 심각한 합병증도 수반되다. 이 방법의 사망률은 3~4%로, 사망의 주요한 원인은 수술 후에 짧게 발생하는 색전증과 수술 후 몇 달에서 몇 년 사이에 발생하는 간질병이다. 공회장부행로를 시술한 모든 환자는 설사를 하며, 설사는 수술 직후에 특히 심각하고 전해질 손실도 수반된다. 칼륨 손실이 있고 때로는 신체쇠약증후도 일어나며 설사가 심각할 경우에는 칼륨과 마그네슘 손실, 근육 경련도 일어난다. 다른 합병증으로는 점개성헤르니아, 췌장염, 뇨결석형성증가, 신장질환, 담석, 저단백혈증, 골무기질 함량의 감소 등이 나타난다.

2) 위 제한(Gastric restriction)방법

　공회장부행로의 심각한 합병증 때문에 위의 크기를 제한하는 방법들이 개발되었다. 위 제한법에 의해 위의 크기가 매우 제한되어 소량의 식사만을 할 수 있다. 일반적으로 위의 크기는 125 ml에서 25~50 ml로 감소되고, 위에서 장으로의 경로는 5.0 cm에서 1.2 cm로 감소된다.

(1) 가스트릭 바이패스(Gastric bypass, Gastroplasity)

　이 방법은 상당한 체중 감소에 이르고 수술 후 1년이 지난 환자는 한계 체중에서 평균 30~35% 정도로 체중이 감소된다. 위 제한 후에 음식의 선호도도 변화한다. 즉, 환자들은 육류, 버터, 감자 튀김, 사탕, 당음료와 같은 정제된 당질 및 고밀도 지방성 음식을 덜 선호하였다.

　공회장부행로처럼 가스트릭 바이패스를 시술 받은 환자는 신체적 건강뿐만 아니라 자신감 증가도 나타낸다. 수술 전에는 대다수의 환자들이 자신의 신체를 바람직하지 않고 혐오스럽다고 서술한 반면에 수술 후에는 5% 미만만 부정적인 신체 이미지였다고 보고하였다. 위 제한 후의 체중 감소 또한 당뇨병, 혈액지질농도, 호흡계질환과 같은 비만과 관련된 질병에 긍정적 영향을 미친다.

　위 제한은 사망률이 약 1% 정도이며 합병증은 구토, 식도역류, 위궤양, 복막염과 함께 문합의 누출 등이 보고되어있다.

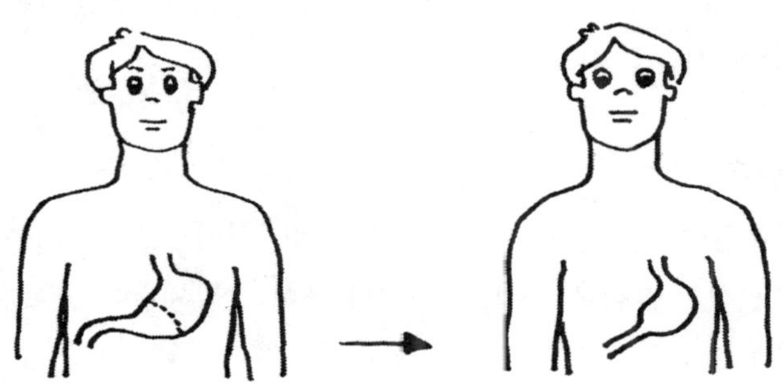

(2) 위내풍선(gastric ballon)의 주입

위의 크기를 줄이는 또 다른 방법으로 풍선이 위내로 삽입되어 위의 용량을 감소시키도록 팽창되어 식사의 섭취를 감소시킨다. 그러나 만일에 풍선이 수축되면 식사 섭취가 증가하여 체중 증가가 나타날 것이다.

구토, 메스꺼움, 궤양, 위 천공, 장폐색 등이 위내풍선을 시술받은 환자에서 보고되어 위내풍선은 잘 사용되지 않는다.

3) 쥬와이어링(Jaw wiring)

쥬와이어링은 턱뼈에 철사를 결합시켜 씹는 것을 방지하기 위한 방법으로 액체 식품이 아닌 고체 식품의 섭취를 막기 위해 고안된 방법이다. 이 방법을 시술받은 환자들은 1달 동안에 급격한 체중 감소를 보였고 그 후에는 1달에 약 2 kg이 감소되었다. 쥬와이어링은 6~8달 동안 지속해야하는데 그 후에는 다시 체중 증가가 나타난다.

4) 지방제거수술(Lipectomy)

체중을 줄이는 여러 가지 방법 중 지방제거술은 피하지방이 많을수록 그 효과가 더욱 크다. 지방제거술은 심하게 뚱뚱하지 않으면서도 날씬해지고 싶은 사람보다는 다른 방법들을 시도했다가 실패한 사람들에게 적합한 시술법이다.

(1) 지방흡입술

지방흡입술은 얼굴에 지방이 많은 사람, 허리부분에 지방이 많은 사람, 배가 심하게 나온 사람, 허벅지나 종아리에 지방이 많이 몰려 있는 사람에게 효과적이다.

몇 개의 구멍이 있는 작은 직경의 관을 지방이 많은 부위에 넣고 그 관을 통해 음압으로 지방을 빨아들기는 방법이다.

(2) 초음파 지방분해술

피부를 절개하여 가느다란 관을 넣고, 초음파를 발사하여 지방을 분해하는 방법이다. 지방만을 분해하므도 혈액의 손실이 없고, 많은 양의 지방을 한번에 제거할 수 있으며 콜라겐이 그대로 남아 피부의 탄력을 유지시킬 수 있다. 그러나 수술시 높은 온도를 발생시키는 초음파가 지방층에 삽입된 관의 끝에서만 선택적으로 나오게 되지 않아 수술 부위 이외의 곳에 관이 닿는 경우 미약하지만 화상을 입을 수 있다. 특히 삽입했던 곳의 상처 처리도 신경써야 하며 수술시 많은 양의 식염수를 지방층에 주입해야 하는 등 아직까지 기계의 완성도는 떨어지는 듯 하다. 또한 조작 시간이 길고 이에 따른 마취시간도 길어지며, 지방 제거량을 조절할 때 초음파에 의한 분해보다 직접 관을 움직여 가면서 조절해 나가는 것을 선호하는 경우가 많아 지방흡입술에 비해 잘 사용되지 않는다.

(3) 전기침 분해요법

프랑스 의사에 의해 고안된 방법으로 한방에서 쓰는 침의 형태와 유사한 아주 긴 침을 마취 없이 피하지방층 여러 곳에 꽂고 그 중 2개씩 선정하여 전기를 흘려 보내 두 침 사이에 있는 지방 세포의 지방을 녹여내는 방법이다. 녹은 지방은 소변을 통해 배출됨으로써 지방세포의 크기가 줄어들게 되며, 여러 번에 걸쳐 실시해야 효과가 있다는 주장도 있으나 아직 그 효능에 대해서는 회의적이다.

(4) 절제술

극단적인 방법으로 피부와 함께 지방층을 제거하는 방법이나 수술부위의 흉터 때문에 잘 사용되지 않는다. 이 시술법은 동양인에 비해 비

교적 흉터가 두드러지지 않는 서양인들에게 훨씬 유리하며 허리주위,
아랫배, 허벅지 부위에 시행되기도 한다.

5. 한방 요법

한의학적으로 모든 병은 기혈의 흐름에 이상이 생기면서 비롯된다.
한방에서의 비만 치료는 비만에 따른 질병들을 예방하는, 보다 적극적
인 질병치료책이다.

1) 외괴직 치료법

침 치료시 비만인 사람은 정상인에 비해 치료 효과가 더디게 나타나는
경우가 많다. 따라서 이침, 수지침, 우행침, 수침, 약 등 여러 가지 방법들
을 동원하게 되는데, 통증이 적은 기본적인 체침요법과 수일 동안 효과를
지속시킬 수 있는 이침요법을 병행하는 것이 좋다. 별 신체증상 없이 과
다한 식욕이 문제되는 경우는 간단한 침치료만으로도 무리 없이 식욕을
억제할 수 있지만 환자는 의외로 피부가 예민한 경우가 많아서 작은 침
을 귀표면에 붙여야 하는 이침요법을 쓰지 못할 때가 종종 있다. 그래서
효과가 조금 떨어지지만 통증과 부작용이 적은 한약재(왕불류행, 백개자
등)를 이침기구 대신 사용하기도 한다. 체질 의학적 관점에서 비만 발생
률이 가장 높은 태음인 체질 환자에게는 체질침이라고 하는 특수침치료
법을 쓰기도 하는데, 이는 보통 태극침법과 사암침법을 의미한다. 뜸이나
부항요법은 주로 비만증과 다른 신체적 증상이 있을 때 적응도에 따라
사용하는 치료법으로, 비만환자는 상처가 아무는 속도가 느린 편이고 고
혈압이나 당뇨병 등의 병이 있을 확률도 정상인에 비해 3~5배나 높으므
로 가능한 자극이 없고 시술 후 후유증이 적은 방법을 택해야 한다.

(1) 이침 요법

인체의 중요한 내장기관은 모두 귀와 연결되어 있다. 귓볼에는 얼굴과 머리 부분의 반응점이, 귓바퀴 안쪽에는 복부나 가슴 등 내장 기관의 반응점이, 귓바퀴 주변에는 팔, 다리, 척추 기관의 반응점이 나타난다.

귀의 모양은 자궁 속에 태아가 거꾸로 들어앉아 있는 모양과 비슷하다는 데 기초를 두고 귀와 인체의 관계반사도(그림 2-3) 및 귀맥 혈위도를 자극하여 대뇌피질의 홍분을 일으켜 순환대사 촉진 및 식욕억제와 이뇨작용을 겸하였다.

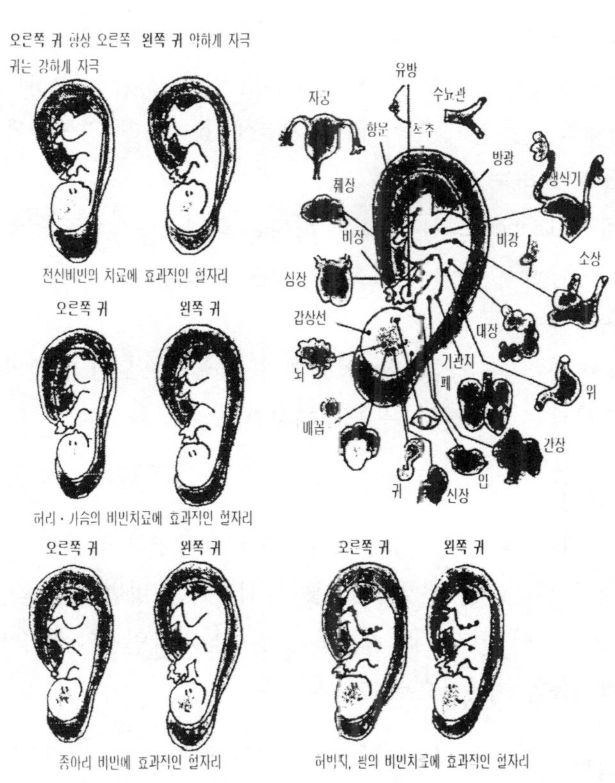

■ 그림 2-3 귀와 신체의 관계반사도(反射圖) ■

이침요법의 시술방법은 주 2회를 원칙으로 한다. 사용하는 침은 직경 0.25 nm, 길이 40 nm의 1회용 스테인리스 강철 호침이다. 시술방법은 한쪽 귀에 2~3 nm 가량 침을 놓은 후 20~25분간 귀에 꽂고 있다가 나머지 한쪽 귀에 놓도록 한다. 더 간단한 방법으로 '압정식 이침'이 있는데 핀 형태의 피내침(彼內針)을 귀의 피하조직에 꽂고 테이프를 붙인 후 하루 3회, 5분 이상 손가락으로 눌러준다. 이런 방법으로 일주일에 한번만 침을 맞아도 되므로 간편하게 치료에 임할 수 있다.

(2) 수지침 요법

수지침은 오행침법의 원리를 응용하여 허한 증세와 실한 증세, 차가운 증세와 뜨거운 증세의 치료법을 보여주고 있다. 사람의 손바닥 안에는 모든 신체의 반응점이 있어 비만 치료에 효과적인 경혈점에 침을 놓아 비만을 치료하는 방법이다.

방법은 직경 0.2 mm, 길이 8 mm인 일회용 스테인리스 수지침을 사용하여 깊이 2~3 mm로 한쪽 손에 침을 놓은 후 20분 정도 지나면 다른 쪽 손에 침을 놓는다.

수지침은 손에 있는 경혈 반응점들에 침을 놓음으로써 인체의 순환대사를 촉진시키고 과다한 식욕을 억제시킨다.

(3) 전자침 요법

이 방법은 해당 부위의 경혈에 지속적으로 미세전류를 통전시킴으로써 경혈주위에 분포돼있는 지방세포를 분해시키는 방법이다. 즉, 전자침 요법은 지속적인 통전으로 발생하는 열 및 자극인자가 지방세포의 지방을 글리세롤과 지방산으로 분해시킨다.

(4) 경혈자극법

좌우의 귓구멍 바로 위에 오목한 곳이 있다. 이 오목한 곳에 식욕을 억제하는 경혈이 있다. 그러므로 식사하기 전에 여기에 손가락을 넣어 힘껏 압박한다(그림 2-4). 이 경혈을 누르면 만복중추가 자극을 받아 어느 정도 식욕이 억제되는 것이다. 2 호흡 정도 누른 다음 잠깐 쉬었다가 또 한번 누른다. 동양 의학에서는 오래 전부터 사용되어 온 비만해소법이고 오늘날 중국에서는 '감비(減肥) 경혈 요법'이라 하여 널리 사용되고 있다.

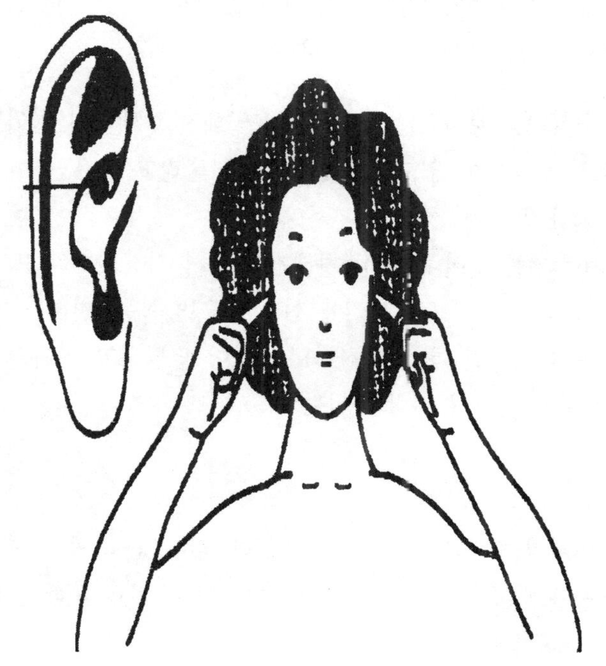

좌우의 오목한 곳에 손가락을 넣고 2 호흡 정도 누른다.

■ 그림 2-4 식욕을 억제하는 경혈자극법 ■

2) 내과직 약물 요법

비만 환자의 약물 치료법은 한마디로 기허습담풍열을 치료하는 법으로서, 이기(기를 다스림), 이습(습을 분리시킴), 제담(담을 제거함), 소풍청열(풍을 흩트리고 열을 내림)등으로 요약할 수 있다.

(1) 이기

병이 발작할 때는 어떤 경락인가, 어떤 증후인가, 또는 한, 열, 허, 실인가를 살펴서 보하거나 사하여야 한다.

① 보중익기탕(기를 보한다) : 소화기능이 약해지고 체력이 떨어져서 쉽게 피로하고 식욕이 없으면서 땀을 많이 흘리고 혹은 숨이 차거나 정력이 약해지는 자.

② 소자강기탕(기를 끌어내린다) : 가래가 많아서 기침하게 되고 숨이 가쁘며 혹은 허리가 아프고 다리에 힘이 없으며 복통, 변비가 있는 자.

③ 목향순기산(기를 잘 흐르게 한다) : 가슴이 답답하고 배와 옆구리가 꽉 차서 부은 듯하며 변비가 있는 자.

(2) 이습

습기는 인체의 하부 관절이나 허리, 혈맥, 피부, 근육 등에 병변을 나타내는데 땀을 내거나 대소변을 뚫어 주면 좋고 치료할 때는 비를 항상 염두에 두어야 한다.

① 오령산(습을 이롭게 하고 열을 내려준다) : 감기에 결려 땀을 많이 낸 후 번조증(속이 답답한 증세)이 있고 잠이 잘 안 오며 물을 많이 마시는 자, 맥이 뜨고 소변이 시원하지 않으며 열이 약간 있으면서 변비와 갈증이 있는 자

②방기황기탕(풍수의 모든 습을 치료한다) : 맥이 뜨고 몸이 무거우며
    땀이 나면서 바람이 싫은 자, 부인환자로서 피부가 희고 근육이 연
    하여 물살 같으며 얼굴이 잘 붓고 쉽게 피곤하며 여름에 허벅지나
    음부가 잘 허는 자.
③실비음(음수를 치료한다) : 몸이 붓고 배에 물이 차기도 하는데 대소
    변은 정상적으로 잘 보는 자

(3) 제담

담은 비생리적인 체액을 말하는데 '모든 병은 담으로부터 일어난다'
는 말도 있다. 담이 발생할 때는 폐, 신, 비, 신 등이 관계되므로 그 치
료에는 보폐(폐기능을 보함), 건비(소화기능을 건강하게 함), 익신(신장
의 기능을 도와줌) 등이 선행되어야 한다.

①이진탕(습담을 치료한다) : 담으로 인해 기 및 구토, 속메스거림, 어
    지러움, 가슴 두근거림 등이 있는 자
②영계출감탕(담음을 치료한다) : 가슴 밑에 담음이 있어서 가슴과 옆
    구리가 꽉 차는 듯이 답답하고 현기증이 있는 자
③복령탕(담이 정체된 것을 치료한다) : 담이 상복부에 정체되어 양팔
    이 아프고 맥이 가라앉고 가늘게 뛰는 자

(4) 소풍청열

①방풍통성탕 : 비만형으로 변비 및 치질이 있으며 소변이 붉고 시원
    하지 않으면서 머리가 어지럽고 눈이 붉게 충혈되는 자, 또는 입이
    마르고 쓰며 가슴이 답답한 자에 적합하다. 몸 전체가 연한 느낌이
    드는 씨름꾼형의 비만증으로 배꼽을 중심으로 충만하여 있으며 큰
    북처럼 배가 불쑥 튀어나와 있는 타입에 쓰인다. 많은 경우에는 어

깨가 뻐근하고, 숨이 차며, 변비 등의 경향이 있다. 대황(大黃)을 가
감하여 1일 1~2 회의 변통이 있도록 한다. 본 방은 몸 전체의 신진
대사 기능을 조절하는 약방이다.

② 대시호탕 : 근육이 단단한 비만체로서 가슴 밑이 딱딱하고 답답하며
변비, 어깨나 등의 통증의 있는 자, 고혈압이나 호흡이 곤란한 자에
적합하다. 체격, 영양, 안색 모두가 좋은 비만증으로 미식이나 과식
때문에 군더더기 살이 찌며 운동 부족으로 피하지방이 침착되어 중
년 뚱뚱보가 되어 명치부터 양쪽 옆구리에 걸쳐서 저항과 압통이 있
으며 두통, 어깨가 뻐근하고, 숨이 차고, 변비 등이 있는 경우에 쓰
인다. 본 방을 오랫동안 복용하면 체내 및 혈액의 불순물이 대소변
으로 되어 배설되며 그 결과 신진대사의 이상함이 조절되어 전신 상
태가 개선되는 것으로 중년 뚱뚱보가 아주 스마트하게 된다.

제 **3** 장

식단작성

비만이 건강을 위협한다는 인식은 의학 초기로 거슬러 올라간다. 기원전 4세기에 히포크라테스는 '갑작스런 사망은 마른 사람보다는 비만한 사람에서 더 일어날 가능성이 많다'는 사실을 관찰하였다. 오늘날 비만은 중요한 건강 문제가 되었는데, 그것은 과다한 체중이 다양한 질병의 발생 가능성을 증가시키고 심리적 부담을 가져오기 때문이다. 체중감량을 위한 노력은 병원, 대중매체, 상점, 서점, 식이요법 센터, 헬스크럽, 운동센터에서 입증되고 있다.

그러나 실제로 체중이 감소된다고 해도 오랜 기간동안 감소된 체중을 유지하는 것은 매우 어려운 일이다. 따라서 2장에서 언급하였던 방법 중에서 어떠한 감량법을 이용하여 체중 감량에 성공하였더라도 그 후에 꾸준한 식이요법을 실천하지 않는다면 다시 체중 증가가 일어날 것이다. 그러므로 3장에서는 식품의 열량을 평가하는 것에 대해 알아보고 자신의 필요도에 맞는 식단을 스스로 작성할 수 있도록 식단작성 방법과 그에 관련되어 있는 사항들에 대해 알아보았다.

제 1 절 식단작성을 위해 알아야 할 기초상식

1. 식품의 분류

식품을 분류할 때에는

① 식품 영양가 표에서의 분류 체계를 중심으로 하여,
② 한국인의 대표적인 식사 양식을 참고로 하고,
③ 식품의 영양소 함량 및
④ 국민 영양 조사에서 특정 식품이 총 영양소 섭취에 기여하는 정도

등을 고려하여 다음과 같이 분류하고 있다.

▶ 곡류 및 전분류   ▶ 채소 및 과일류

▶ 고기, 생선, 계란, 콩류 ▶ 우유 및 유제품

▶ 유지 및 당류

2. 식사 구성안을 위한 1인 1회 분량

식사 구성안의 1회 분량을 설정하기 위하여 우선 각 식품군별로 흔히 사용되는 식품에 대해 1회 섭취량을 구했다. 우리 나라의 경우 개인을 대상으로 하여 각 식품의 1회 섭취 분량을 조사한 보고가 전혀 없으므로 다음 4가지를 참고로 하였다.

① 가공 식품의 영양 표시를 위해 국민 영양 조사 자료를 검토한 후 재산출하여 보고한 식품군별 '통상 1회 섭취량'(한국식품연구소, 1993)
② 조리 책자
③ 미국 가공 식품의 영양표시를 위한 참고량
④ 규모가 크고 자료가 충실한 단체 급식 업소의 표준식단의 1인 분량

다음 단계로 위에서 조사한 식품별 1회 섭취량을 기초로 하여 식품군별로 각 식품에 대한 1회 분량을 산정하였다. 예를 들어,

① 곡류 및 전분류의 경우, 1회 분량이 대략 300 kcal가 되도록 산정하였다.
② 우유 및 유제품의 경우, 1컵에 들어있는 칼슘 함량과 거의 비슷한 양으로 하였다.
③ 그 외에 사용하기에 편리하도록 하기 위해 밥 한 공기, 빵 2~3쪽과 같은 가정용 단위로 표시하였고, 참고로 그램(g) 등의 중량 단위를 보조 단위로 하였다.

이렇게 책정된 1인 1회 분량은 일반 국민들이 영양 부족이나 영양 과잉이 되는 것을 방지하게 위한 것이다. 식품군별 대표 식품의 1회 분량을 <표 3-1>에 제시하였다.

■ 표 3-1 식품군별 대표 식품의 1회 분량 (Serving size) ■

곡류 및 전분류 (300 kcal)	밥 1공기(210 g), 국수 1내접(건면 90 g), 식빵 3쪽(100 g), 떡 2~3쪽(100 g), 시리얼 (30 g)*
고기·생선·계란·콩류 (80 kcal)	육류(60 g), 생선 1토막(70 g), 패류(80 g), 잔멸치/어채류(30 g)**, 달걀 1개(50 g), 콩(20 g), 두부(80 g), 견과류(13 g)
채소 및 과일류 (소분류에 따라 열량이 다양함)	생야채(70 g), 김치(60 g), 감자 작은 것 1개(100 g), 생미역(70 g), 토마토/딸기/수박(200 g), 기타 과일(100 g), 과일 주스 ½컵(100 g)
우유 및 유제품 (135 kcal)	우유 1 컵(200 g), 요구르트 1~1½개(180 g), 치즈 1½~2장(30 g), 아이스크림 1 컵(100 g)
유지 및 당류 (45 kcal)	식물성기름 1작은술(5 g), 버터/마요네즈 1작은술(6 g), 설탕 1큰술(12 g), 탄산음료 ½컵(100 g)

* 시리얼의 일상 1회 섭취량은 30 g (115 kcal)

** 잔멸치, 어채류의 일상 1회 섭취량은 15 g (40 kcal)

3. 식품군별 1일 섭취 횟수

우리 나라 사람들이 일상적으로 먹는 식품을 비슷한 것끼리 한데 묶어 식품군으로 나누고, 각 식품군에 속하는 대표적인 식품의 1회 섭취 분량을 정했으므로 각 식품군에 속하는 식품의 '매일 먹어야 할 횟수'를 정하면 영양적으로 균형잡힌 식사를 할 수 있다.

제6차 영양권장량 개정 위원회에서는 20대 성인 남녀와 생활주기에 따른 각 식품군의 1일 섭취 횟수를 <표 3-2>와 <표 3-3>과 같이 정하였다.

■ 표 3-2 20대 성인 남·녀의 1일 섭취 분량(1회 분량수) ■

식품군	남자 (2,500 Kcal 기준)	여자(2,000 Kcal 기준)
곡류 및 전분류	5	4
고기·생선·계란·콩류	5	4
채소 및 과일류	7	6
우유 및 유제품	1	1
유지 및 당류	5	4

■ 표 3-3 생활주기에 따른 식품군별 1일 섭취 분량(1회 분량수) ■

식품군	청소년		노인		임산부 (2,350 kcal)
	남 (2,600 kcal)	여 (2,100 kcal)	남 (2,000 kcal)	여 (1,700 kcal)	
곡류 및 전분류	4½	3½	4	3½	4
고기·생선·계란·콩류	6	5	4	3	6
채소 및 과일류	8	3	8	6	7
우유 및 유제품	2½	1½	1	1	2
유지 및 당류	5	4	4	3½	4

■ 표 3-4 20대 성인 남·녀의 1일 섭취 분량(1회 분량수) ■

식품군	남자(2,500 Kcal 기준)				여자(2,000 Kcal 기준)			
	아침	점심	저녁	합계	아침	점심	저녁	합계
곡류 및 전분류	1.5	2	1.5	5	1	2	1	4
고기·생선·계란·콩류	1	2	2	5	0.5	2	1.5	4
채소 및 과일류	3	2	2	7	2.5	2	1.5	6
우유 및 유제품				1		2		1
유지 및 당류	1		4	5	0.5		3.5	4

생활주기에 따라 주요 영양소의 권장량이 변화하므로 이를 충족시키기 위해서는 식사 구성을 변경시켜야 한다. 따라서 성인에 비하여 주요 영양소의 권장량이 크게 달라지는 청소년, 노인, 임신부의 섭취 회수를 조절했다.

4. 식품구성탑

   식품은 각각 함유하는 영양소가 다르므로 균형 있는 영양섭취를 위해서는 여러 가지 식품이 적절히 함유된 식사를 해야만 한다. 현대의 식생활에서는 영양결핍보다는 영양 과잉 또는 가공식품의 빈번한 섭취, 불규칙한 식사와 편식으로 인한 영양불균형이 문제로 대두되고 있다. 따라서 건강을 최적의 상태로 유지하기 위해서는 적절한 영양 섭취를 해야 한다. 하지만 영양권장량표에서 제시하는 영양소의 양을 가지고는 실제로 어떤 식품을 얼마나 섭취해야 권장된 양이 충족되는지, 어떻게 해야 균형 잡힌 식생활을 할 수 있는지를 알기 어렵다. 이에 1995년 제6차 영양권장량 개정에서는 일반인들이 균형 잡힌 식사를 계획할 때 쉽게 이용할 수 있도록 하기 위해 식사구성안을 마련하여 식품들을 5군으로 분류하고, 각 식품군에 속하는 식품의 1회 섭취분량과 대표적 연령군의 1일 섭취 횟수를 정하였다. 그러므로 일일 필요열량에 따라 정해진 횟수만큼의 식품을 각 군에서 섭취할 경우, 필요한 영양소도 거의 충족될 수 있다.

   식사구성안에 제시한 각 식품군이 영양적으로 균형 잡힌 식생활에서 차지하는 중요성을 일반 국민들이 쉽게 이해할 수 있도록 하기 위하여 그림으로 제시한 식품구성탑을 <그림 3-1>에 소개하였다. 우리 나라 고유의 탑 모양을 따라 도안된 5층의 식품구성탑의 각 층은 식품군을 나타낸다. 각 층의 크기와 위치는 실제 식생활에서 차지하는 중요성과 양을 개념적으로 나타내고 있다.

① 곡류 및 전분류는 우리 나라의 모든 건강한 사람들이 주식으로 삼고 있고 그 소비량이 가장 많고 식생활의 바탕이 되고 있으므로 맨 아래층에 자리를 잡게 했다.

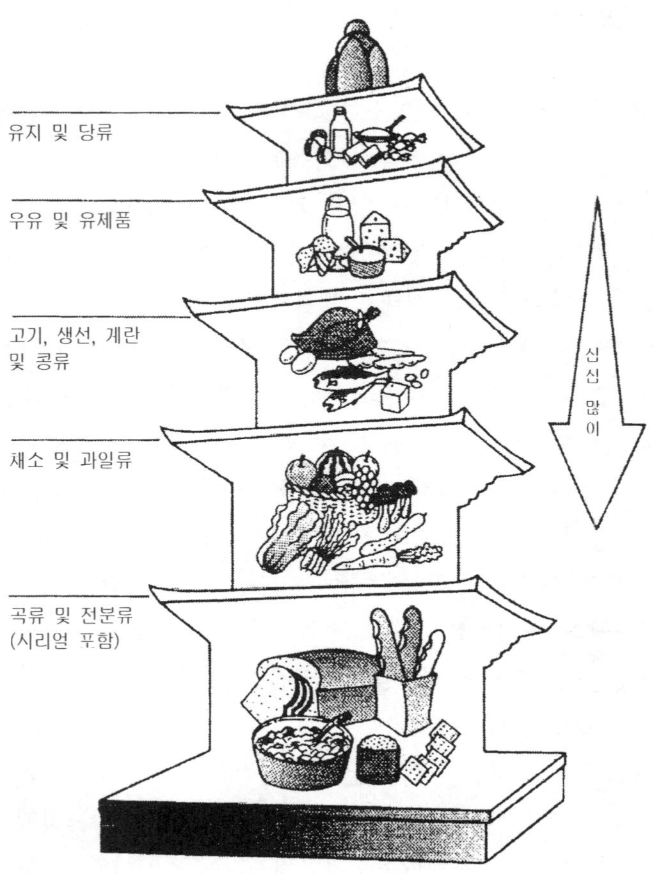

■ 그림 3-1 식품구성탑 ■

② 다음은 부식으로 식물성 식품인 채소 및 과일류가 양적으로 많이 소
비되고 있으므로 아래에서 둘째 층에 자리를 잡게 했다.

③ 근래에 와서 우리 나라의 경제가 발전함에 따라 동물성 식품인 고
기, 생선, 계란, 콩류가 역시 부식으로 많이 사용되고 있으므로 이들
식품을 셋째 층에 자리를 잡게 했다.

④다음으로 현재는 아직 섭취량이 적으나 칼슘의 섭취를 위해 많이 먹
  도록 권장해야 할 우유 및 유제품을 넷째 층에 자리를 잡게 했다.
⑤조리할 때 필요한 기름과 조미료로 사용되는 당류는 섭취량이 많을
  필요는 없으나 지용성 영양소의 운반에 필요하므로 따로 분류하여
  가장 위층에 자리를 잡게 했다.

5. 식품교환법

  전술한 식품구성안이 건강한 일반인을 위하여 설정된 것이라면 식품
교환법(Food Exchange System)은 원래 당뇨병 환자의 식단 작성시 이용
하기 위하여 만들어진 것이다. 현재는 당뇨병 환자뿐만 아니라 특정 영
양소와 열량을 제한해야 하는 경우 등 특별한 식사조절을 위해 사용하
고 있다.

  1995년 5월 대한영양사회에서 정한 식품교환표에는 우리가 일상생
활에서 섭취하고 있는 식품들을 영양소의 구성이 비슷한 것끼리 6가
지 식품군으로 나누어 묶어 놓았다. 나누어진 식품군은 곡류군, 어육
류군, 채소군, 지방군, 우유군, 과일군이다. 균형잡힌 식사가 되기 위해
서 이와 같은 6가지 식품군을 골고루 섭취해야 하는데, 대한영양사회
에서는 곡류군은 주식, 어육류군과 채소군은 부식, 지방군은 조리용기
름, 우유군과 과일군은 간식으로 이용하여 식사를 계획하도록 권장하
고 있다.

(1) 1교환단위

  같은 식품군 안에 있는 식품들은 영양소의 구성이 비슷하여 열량이
같으면 서로 바꾸어 먹을 수 있다. 이를 위하여 1회의 섭취량이나 거래

단위 등을 기준으로 영양소 함량이 동일한 중량을 결정하였고 그 양을 '1 교환단위'라고 표시한다. 각 식품군 1 교환단위가 공급하는 영양소의 양과 열량은 <표 3-5>에 정리되어 있다.

■ 표 3-5 각 식품군 1교환단위의 공급 영양소량 및 열량 ■

식품군		당질(g)	단백질(g)	지방(g)	열량(kcal)
곡류군		23	2		100
어육류군	저지방어육류군		8	2	50
	중지방어육류군		8	5	75
	고지방어육류군		8	8	100
채소군		3	2		20
지방군				5	45
우유군		11	6	6	125
과일군		12			50

(2) 식품교환표

일상생활에서 섭취하는 식품들을 영양소의 구성이 비슷한 것끼리 6가지 식품군으로 나누어 묶은 표가 식품교환표이다. 곡류군, 어육류군, 채소군, 지방군, 우유군 및 과일군 별로 해당 식품명, 1 교환단위의 중량, 눈어림치를 알아보면 <표 3-6>~<표 3-13>과 같다.

① 곡류군 1 교환단위당 영양소 함량

　당질 23 g, 단백질 2 g, 열량 100 kcal

② 어육류군 1 교환단위당 영양소 함량

　(저지방) 단백질 8 g, 지방 2 g, 열량 50 kcal

　(중지방) 단백질 8 g, 지방 5 g, 열량 75 kcal

　(고지방) 단백질 8 g, 지방 8 g, 열량 100 kcal

③ 채소군 1 교환단위당 영양소 함량

　당질 3 g, 단백질 2 g, 열량 20 kcal

④ 우유군 1 교환단위당 영양소 함량

　당질 11 g, 단백질 6 g, 지방 6 g, 열량 125 kcal

⑤ 과일군 1 교환단위당 영양소 함량

　당질 12 g, 열량 50 kcal

■ 표 3-6 식품눈대중표(곡류군) ■

식품명	1 단위 중량	눈어림치
백미 · 찹쌀 · 현미 · 조 · 보리 · 수수	30	3 큰수푼
율무 · 팥(붉은것)		
쌀밥 · 보리밥	70	1/3 공기
밀가루 · 녹말가루 · 미숫가루	30	5 큰수푼
오트밀	30	1/3 컵
당면(마른것) · 냉면(마른것)	30	
국수(마른것) · 메밀국수		
국수(삶은것)	90	1/2 공기
식빵 · 햄버거빵	35	1 쪽
미핀(옥수수)	35	중 1/2 개
모닝빵	35	중 1 개
바께뜨빵	35	중 2 쪽
인절미 · 시루떡 · 흰떡	50	
옥수수	50	중 1/2 개
밤(생것)	60	중 6 개
고구마	100	중 1/2 개
감자	130	내 1 개
토란	130	1 컵
도토리묵	200	1/2 무
메밀묵	200	
녹두묵	100	
은행	60	
콘플레이크	30	3/4 컵
크래커	30	3/4 컵

식품명	1 단위 중량	눈어림치
소고기(사태·홍두깨)	40	로스용 1장(12×10×0.3 cm)
돼지고기(기름기가 전혀 없는 것)	40	로스용 1장
닭고기(껍질, 기름제거)	40	작은 것 1토막(탁구공크기)
쇠간·닭간	40	
토끼고기·개고기·칠면조(껍질제거)	40	
육푸	15	
굴비	15	1/2 토막
뱅어푸	15	1 장
잔멸치	15	1/4 컵
건오징어·건조게란·건맛살	15	
북어·노가리·쥐치푸		
동태·도미·내구	50	작은 것 1 토막
조기·참치·병어		
가자미·연어·적어		
복어·광어·홍어		
어묵(튀긴것)	30	중 1 장
어묵(찐것)	50	
새우	50	낀새우 1/4컵, 중새우 3마리
조갯살·문어·홍합·굴·멍게	70	1/3 컵
전복	70	소 2 개
꽃게	70	소 1 마리
물오징어	50	중 1 토막
낙지	100	1/2 컵
미더덕	100	3/4 컵
해삼	200	1⅓ 컵
명란젓·창란젓	40	

식품명	1 단위 중량	눈어림치
달걀	55	중 1 개
메추리알	40	5 개
햄(로스)	40	1 쪽(8×6×0.8 cm)
검정콩	20	2 큰스픈(불려서 1/4컵)
두부	80	1/6 모
순두부	200	1 컵
연두부	150	1/2 개
꽁치 · 민어 · 전갱이	50	소 1 토막
임연수 · 고등어		
장어 · 준치 · 삼치		
청어 · 갈치 · 도루묵		
쇠곱창	40	
소시기(등심 · 안심)	40	로스용 1장

■ 표 3-9 식품눈대중표 (어육류군, 고지방) ■

식품명	1 단위 중량	눈어림치
치즈	30	1.5 장
런천미트	40	55×4×1.8 cm
프랑크소시지	40	1⅓ 개
닭고기(껍질포함)	40	
돼지족 · 돼지미리		
삼겹살		
쇠갈비		
쇠꼬리 · 우설	30	소 1 토막
참치통조림	40	
꽁치통조림	50	1/3 컵
고등어통조림		
뱀장어	50	소 1 토막

■ 표 3-10   식품눈대중표 (채소군) ■

식품명	1 단위 중량	눈어림치
무말랭이	10	불린 것 1/3 컵
김	2	
고춧잎(생)·더덕·우엉·마늘쫑	25	
깻잎	20	20 장
단호박	40	
냉이·도라지(생)·두릅·무청·표고버섯(생)·아욱·양파·연근·쑥·풋마늘·깍두기	50	
가지·고구마순·고비(삶은것)·고사리(삶은것)·근대·콩나물·단무지·달래·무·당근·물미역·미나리·부추·상추·숙주·시금치·느타리버섯·싸리버섯·쑥갓·양배추·양상추·양송이·죽순·열무·오이·애호박·포기김치·풋고추·피망·취나물·머위·브로콜리·치커리·케일·샐러리·컬리플라워	70	생 것 2/3 컵 익힌 것 1/3 컵
채소쥬스	200	1 컵

■ 표 3-11   식품눈대중표 (지방군) ■

식품명	1 단위 중량	눈어림치
들기름·참기름·콩기름·채종유·옥수수유·미강유·카놀라유	5	1 작은스푼
쇼트닝·라아드	5	1.5 작은스푼
버터·마가린	6	1.5 작은스푼
마요네즈	7	1.5 작은스푼
땅콩버터	7	
베이컨	7	1 조각
참깨·잣·해바라기씨	8	1 큰스푼
땅콩	10	1 큰스푼
호도	8	내 1 개
피스타치오	8	10 개
아몬드	8	7 개

■ 표 3-12 식품눈대중표 (우유군) ■

식품명	1 단위 중량	눈어림치
우유	200	1 컵(1 팩)
두유(무가당)	200	1 컵(1 팩)
탈지우유	200	1 컵(1 팩)
무당연유	100	1/2 컵
전지분유 · 조제분유	25	5 큰스푼
탈지분유	25	5 큰스푼
저지방우유(2%)	200	1 컵(1 팩)
락토우유	200	1 컵(1 팩)

■ 표 3-13 식품눈대중표 (과일군) ■

식품명	1 단위 중량	눈어림치
딸기	150	10 개
살구	150	
토마토	250	1 개
방울토마토	250	중 20 개
키위	100	내 1 개
앵두	120	
참외	120	소 1/2 개
멜론(미스크)	120	
자몽	150	중 1/2 개
수박	250	내 1 쪽
자두	80	1 개
복숭아(황도)	150	중 1/2 개
복숭아(천도)	200	소 2 개
푸도	100	19 개
푸도(거봉)	100	11 개
바나나	60	중 1/2 개
사과	100	중 1/2 개
감(단감)	80	중 1/2 개
연시	80	소 1 개
귤	100	중 1 개
금귤	60	7 개
오렌지	100	내 1/2 개
참외	100	중 1/4 개
건내추	20	중 8 개
생내추	6	중 8 개
건푸도	20	1.5 큰스푼
파인애플 · 파파야	100	
오렌지쥬스(무가당)	100	1/2 컵
토마토 · 파인애플 · 사과쥬스	200	1 컵

제 1 절 식단작성을 위해 알아야 할 기초장식

6. 영양권장량

영양권장량이란 어떤 특수한 개인에게 필요한 영양소의 양을 말하는 것이 아니라 건강한 국민 대부분의 영양 요구량을 만족시키기 위하여 여러 가지 영양학적 지식을 기초로 하여 만든 안전하고도 적절한 영양소의 양이다. 단, 영양권장량은 믿을 만한 권장량을 만들 수 있도록 충분한 연구가 이루어진 영양소에 한하여 정한다.

우리 나라에서는 1962년 FAO 한국 협회의 사업으로 한국인 영양권장량을 처음으로 작성하였다. 그 후 체위의 변동, 경제 상태의 향상, 영양학 지식의 추가에 따라 1967년, 1975년, 1980년, 1985년, 1989년, 1995년에 개정을 거듭하여 전국민을 위한 영양의 기초 자료로 이를 사용하고 있다. 즉, 한국인 영양권장량은 연령별, 성별로 책정되었으며, 중등 활동을 하는 성인을 기준으로 하였다. <표 3−14>에 한국인 영양권장량 제6차 개정안을 제시하였다.

7. 한국인을 위한 식사 지침

한국인을 위한 식사지침은 어느 수준의 연령, 학식 및 사회경제적 수준에 따르는 지위를 막론하고 현재 건강한 사람을 대상으로 그들의 건강을 잘 지키기 위해서 마련된 것이다. 1986년 한국영양학회에서 제시한 10가지의 식사 지침을 자기 자신의 건강을 위해 잘 따른다면 즐거운 생활을 영위할 수 있을 것이다.

(1) 다양한 식품을 골고루 먹자.

인체가 생명을 유지하고 건강하게 매일의 생활을 영위해 나가는데

■ 표 3-14 한국인 영양권장량 (6차 개정안, 1995) ■

연령	체중 kg	신장 cm	에너지 kcal	단백질 g	비타민A μgRE	비타민D μg	비타민E mgα-TE	비타민C mg	비타민 B_1 mg	비타민 B_2 mg	니아신 mgNE	비타민 B_6 mg	엽산 μg	칼슘 mg	인 mg	철분 mg	아연 mg
영아 0~4(개월)	6.0	59	650	20	350	10	3	35	0.3	0.4	5	0.3	40	500	380	6	5
5~11	9.1	71	850	25	350	10	4	35	0.4	0.5	6	0.5	50	500	420	10	5
소아 1~3세	13.3	91	1200	30	350	10	5	40	0.6	0.7	8	0.6	80	500	500	10	10
4~6	18.5	108	1600	40	400	10	6	40	0.8	1.0	11	0.8	100	600	600	10	10
7~9	26.6	126	1800	50	600	10	7	40	0.9	1.1	12	1.0	150	700	700	12	10
남자 10~12세	37	142	2200	60	600	10	8	50	1.1	1.3	14	1.2	200	800	800	12	15
13~15	50	159	2400	70	700	10	10	50	1.2	1.4	16	1.4	200	900	900	18	15
16~19	63	172	2500	80	700	10	10	55	1.4	1.6	18	1.6	250	900	900	18	15
20~29	66	172	2500	75	700	5	10	55	1.3	1.6	17	1.5	250	700	700	12	15
30~49	67	170	2500	75	700	5	10	55	1.3	1.5	17	1.5	250	700	700	12	15
50~64	67	168	2400	75	700	10	10	55	1.2	1.4	16	1.5	250	700	700	12	15
65~74	64	167	2000	70	700	10	10	55	1.0	1.2	13	1.5	250	700	700	12	15
75 이상	60	166	1800	70	700	10	10	55	1.0	1.2	13	1.5	250	700	700	12	15
여자 10~12세	36	142	1900	60	600	10	8	50	1.0	1.2	13	1.2	200	800	800	18	12
13~15	48	155	2000	65	700	10	10	50	1.0	1.2	13	1.4	200	800	800	18	12
16~19	54	160	2100	65	700	10	10	55	1.1	1.3	13	1.5	250	800	800	18	12
20~29	53	160	2000	60	700	5	10	55	1.0	1.2	13	1.5	250	700	700	18	12
30~49	55	158	2000	60	700	5	10	55	1.0	1.2	13	1.5	250	700	700	18	12
50~64	57	157	2000	60	700	10	10	55	1.0	1.2	13	1.5	250	700	700	12	12
65~74	54	154	1700	60	700	10	10	55	1.0	1.2	13	1.5	250	700	700	12	12
75 이상	51	152	1600	60	700	10	10	55	1.0	1.2	13	1.5	250	700	700	12	12
임신 전반			+150	+15	+0	+5	+0	+15	+0.3	+0.3	+1	+0.5	+250	+300	+300	+8	+3
임신 후반			+350	+15	+100	+5	+2	+15	+0.4	+0.4	+2	+0.6	+250	+300	+300	+12	+3
수유			+500	+20	+100	+5	+3	+35	+0.5	+0.6	+5	+0.8	+100	+400	+400	+2	+7

필요한 영양소는 약 40여종에 달한다. 이들 영양소의 체내 역할은 다양하며 또 영양소 상호간에 유기적인 관계가 있어 한 영양소라도 과다 혹은 부족되면 영양상 균형이 깨지게 된다. 영양상 균형 잡힌 식사를 하려면 위의 모든 영양소를 각 개인의 필요량에 만족하도록 섭취하여야 하는데, 실제로 우리가 섭취하는 식품은 매우 다양하고 또 각 식품마다 영양소의 종류와 함량이 달라 섭취량을 매일 계산하기는 어렵다. 그러므로 영양소의 조성이 비슷한 식품들을 식품군으로 묶어, 이 식품군을 골고루 섭취하면 대체로 필요한 영양소를 얻을 수 있도록 하였다. 더욱이 미량영양소인 비타민과 무기질은 같은 식품군에 속하는 식품이라도 그 종류와 함량이 매우 다르다. 그러므로 다양하게 식품을 선택함으로써 영양소의 상호보완 효과를 얻어 부족되는 영양소가 없도록 하는 것이 바람직하다.

(2) 정상 체중을 유지하자.

한국은 서구 여러 나라의 경우에 비하면 과다체중에서 오는 건강 문제는 아직 비교가 안된다. 그러나 경제 수준의 향상과 더불어 생활 양식이 서구화되어 가는 경향이 있고 체중과 신장이 점차 증가되어 가면서 성인병의 발병율과 사망율도 증가 추세에 있다. 체중이란 건강과 밀접한 관계가 있어, 섭취한 열량과 소비된 열량이 서로 균형이 맞았을 때 그대로 유지될 것이다. 따라서 일상생활을 하는 가운데 자신의 표준체중을 기준으로 체중이 지나치게 증가 또는 감소하지 않도록 노력하는 일이 중요하다.

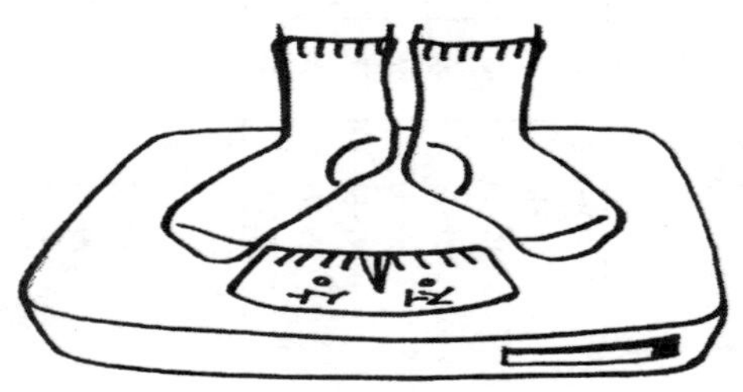

(3) 단백질을 충분히 섭취하자.

단백질은 성장기 어린이나 성인에게 새로운 조직의 발달을 도와주며, 동시에 낡은 조직을 대치하여 정상적인 성장과 건강을 유지시켜 준다. 따라서 단백질의 결핍은 체조직의 손실을 일으켜 성장부진과 체력의 약화를 초래한다. 단백질은 여러 식품에 상당량이 함유되어 있으면서도 일상 생활에서 부족되기 쉬운 영양소이다. 단백질의 섭취는 곧 아미노산을 공급하기 위한 것이기 때문에 필수아미노산이 풍부한 균형있는 식사를 하는 것이 중요하다. 아미노산 조성을 보면 식물성 식품은 인체의 요구량에 비해 1~2가지 아미노산이 부족한 경향이 있다. 반면에 육류, 어류 및 계란, 우유 등 동물성식품은 아미노산의 보완기능이 높다. 따라서 질이 좋은 단백질의 섭취량을 늘리고, 골고루 여러 가지 식품들을 섭취하며 매일 필요한 양의 단백질을 섭취하는 것이 중요하다.

(4) 지방질은 총열량의 20% 정도를 섭취하자.

한국인의 지방질 섭취량은 아직 부족한 실정이다. 발전도상기에 있는 우리 나라의 경우, 지역이나 생활 양식 등에 따라 지방질 섭취량에는 큰 격차가 있다. 국민영양조사(보건사회부, 1984) 결과에 의하면 대도시에서의 지방 섭취는 총열량 섭취의 약 15%를 차지하고 있으며 농촌의 경우는 총열량 섭취의 약 9%를 점하고 있다. 서구 여러 나라에서는 너무 높은 지방 섭취(총열량 섭취의 40% 이상)로 인해 초래되는 여러 가지 성인병의 예방책으로 지방 섭취를 우선 30%까지 줄이려는 노력을 하고 있다. 한국인의 경우는 영양권장량에서 추천한 바와 같이 총열량 섭취의 20% 정도를 지방질로 섭취할 것을 권장한다. 특히 식물성과 동물성 유지 섭취의 균형을 지키도록 강조하며, 생선과 콩의 섭취도 권장한다. 즉 질적인 면에서의 필수지방산 섭취의 균형을 유지하도록 한다. 식물성 기름은 체내·외에서 산패되기 쉬우므로 보관시 공기 및

금속과의 접촉·높은 온도를 피해 신선하게 보관하며, 여러번 튀기는
것을 삼가고, 구입시 제조일을 확인하도록 한다.

(5) 우유를 매일 마시자.

우유는 칼슘과 리보플라빈의 함량이 특히 높은 식품이다. 이 두 영
양소는 우리 나라 식사에서 특히 부족한데, 우유 한 컵(200 ml)에는 칼
슘 250 mg, 리보플라빈 0.36 mg 정도로 함유되어 있어, 매일 우유를 한
컵씩 마신다면 이들 영양소의 섭취 수준을 크게 향상시킬 수 있다. 또
한 우유의 단백질은 양적으로는 많지 않으나 필수아미노산의 함량이
좋아, 우리 나라 식사의 단백질 질을 높일 수 있다.

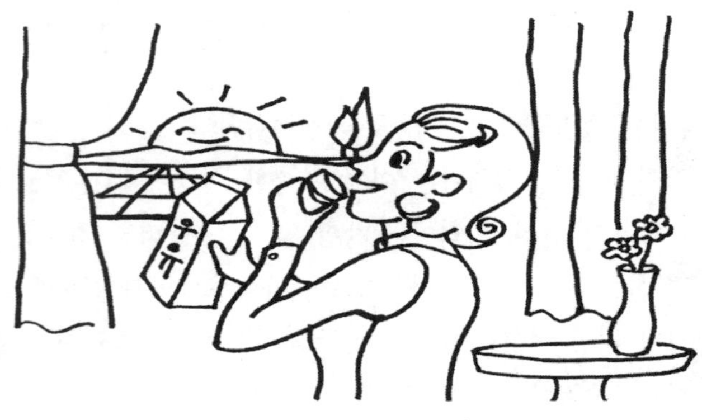

그러나 우유는 철분의 함량이 낮고, 비타민 D, 비타민 C, 비타민 B
등의 함량도 낮으므로 이들 영양소들의 공급은 크게 기대할 수 없다.
또한 우유는 위궤양, 위염, 골다공증, 간장질환, 당뇨병 등의 치료 및
예방을 위해서도 권장되는 식품이다. 이러한 우유의 영양학적 효과는
우유뿐만 아니라 요구르트, 치즈 등의 유제품을 섭취함으로써도 얻을
수 있다.

(6) 짜게 먹지 말자.

식염의 성분이 되는 나트륨(Na)은 체내 대사에 꼭 필요한 무기질이다. 그러나 나트륨 섭취가 높은 사람들 중에서 고혈압 발생 빈도가 높아 과잉의 나트륨 섭취가 건강상의 문제로 대두되고 있다. 고혈압은 다른 여러 가지 합병증을 유발시킬 수도 있으므로 고혈압을 예방하는 것은 매우 중요한 일이다. 최근 우리 나라에서도 고혈압의 합병증으로 인한 사망률이 점차 증가 추세에 있다.

더욱이 한국인은 곡류의 과잉 섭취로 인하 매우 짜게 먹는 식습관을 형성해 왔다. 우리 나라 사람의 1일 평균 식염 섭취량은 20 g이 넘어 서구 여러 나라보다 높은 편에 속한다. 그러므로 우리는 짜게 먹는 식습관을 고쳐 나트륨의 섭취를 줄이도록 노력해야 할 것이다. 나트륨의 섭취를 줄이려면 간장, 된장, 고추장 등의 사용량을 줄이고 동시에 식염을 이용한 가공 식품의 사용을 제한하여야 할 것이며, 화학조미료의 무절제한 사용을 금해야 한다. 소금(나트륨)이 많이 들어있는 식품은 다음과 같다.

① 소금에 절인 식품(오이지, 단무지, 피클, 올리브, 장아찌, 젓갈류, 자반 생선)
② 훈연 어육 식품(햄, 소시지, 베이컨, 런천디트, 훈제연어)
③ 소금이 많이 첨가된 스낵식품(포테이토칩, 팝콘, 크래커)
④ 인스턴트 식품(라면, 즉석식품, 통조림 식품)
⑤ 가공식품(치즈, 마가린, 버터, 케첩)
⑥ 조미료(간장, 된장, 고추장, 우스타소스, 바베큐소스)
⑦ MSG(monosodium glutamate)를 사용한 식품(합성조미료 등)
⑧ 베이킹소다, 베이킹파우다, 또는 나트륨을 함유한 첨가물을 사용한 가공식품

(7) 치아 건강을 유지하자.

설탕을 많이 함유한 식품을 먹을 때 일어나는 가장 큰 건강 문제는 충치의 유발이다. 충치 문제는 유아기 및 학령기 어린이에게서 심각하며, 우리 나라 사람의 약 90% 이상이 충치를 가지고 있다. 설탕에 의한 충치 발생은 설탕의 총섭취량보다 섭취빈도에 더 영향을 받으며, 특히 간식을 통한 섭취와 가장 밀접한 관련이 있다. 사탕, 과자류, 아이스크림, 과일가공식품 등 대부분 간식은 설탕함량도 높을 뿐 아니라 부착성이 높아 충치의 발생을 조장하며, 청량음료의 잦은 섭취도 충치를 유발시킨다. 이에 반하여 신선한 과일이나 야채는 구강 내에서 청정작용을 극대화한다. 따라서 설탕이 많은 식품을 줄이고 신선한 과일을 섭취하도록 권장한다.

(8) 술, 담배, 카페인 음료 등을 절제하자.

알코올 음료는 열량을 제공하지만, 다른 영양소가 거의 없고 식욕을 감퇴시키며, 몇 가지 필수영양소의 흡수를 방해하기 때문에 비타민, 무기질 등의 부족을 일으키기 쉽다. 또한 만성적인 과음자는 간경변이나 지방간 등 간장 질환의 발생 위험이 크며, 임신중 알코올의 섭취는 기형아를 낳을 확률이 높다.

흡연은 폐포대식세포에 과산화수소의 발생을 증가시켜 폐기종을 유발하기 쉬우며, 항단백질분해효소의 부족을 가져와 폐를 상하게 함은 물론, 혈중의 HDL 콜레스테롤의 수준을 떨어뜨리고 혈청의 중성지방을 상승시켜 심장병과 말초혈관계의 질병을 높이는 경향이 있다.

카페인은 주로 커피·홍차·콜라에 많은데, 이는 중추신경을 자극하며 이뇨 촉진의 효과 외에도 혈압을 상승시키고, 철분 흡수를 방해하며 불면증을 유발시킨다. 그러므로 과량 섭취하면 부작용이 많다. 커피 중독이 되면 커피를 마시지 않을 경우, 두통, 무기력, 초조, 불안 등의 증세를 보인다.

(9) 식생활 및 일상생활의 균형을 이루자.

한 사람의 하루 일과는 쉬고, 먹고, 활동하는 것의 세 부분으로 나누어 볼 수 있다. 식생활은 하루 생활의 중요한 부분으로 인식되어지며, 일상생활과 식생활의 관계는 다음과 같이 관련되어질 수 있다.

① 섭취하는 열량과 활동에 소비하는 열량 사이에 균형을 맞추기 위하여 열량이나 한 두가지의 영양소가 편중되어 있는 음식물의 다량섭취를 지양해야 할 것이다.

② 개인의 식사의 양과 질은 그 날의 일과량과 현재까지의 건강 상태에 의해서 결정된다. 따라서 식사의 질과 양, 활동량과 운동량을 조절함으로써 건강을 유지하도록 해야 할 것이다.

③ 규칙적으로 식사하고 배설하고 수견을 취함으로써 일상생활과 식생활에 있어 항상성의 관계를 유지해야 할 것이다.

④ 원만한 식생활은 일상 생활의 성취감에 중요한 영향을 미친다.

따라서 규칙적인 식사, 균형된 식사 및 유쾌한 식사를 하도록 노력해야 한다.

(10) 식사는 즐겁게 하자.

가족들이 한 자리에 모여 정성껏 만든 음식을 섭취할 때 가족들의 즐거움은 한층 더 증가될 수 있다. 즐겁고 바람직한 식사시간을 위해 몇 가지 사항을 고려할 필요가 있다. 즉, 영양소가 골고루 섭취될 수 있도록 여러 가지 식품을 선택하며, 적합한 조리 방법으로 영양소의 손실을 막는다. 식품의 특성과 조리시의 변화를 잘 이해하여 식품의 소화율을 증가시키고 가족들의 기호를 만족시킬 수 있도록 식품에 맞는 조리 온도를 선택한다.

1. 식단 작성시에 고려해야 할 사항들

핵가족화, 여성의 사회참여 증가, 고도의 경제 성장, 식품 공업의 발달과 수입개방 등으로 인해 우리의 식생활 환경은 많은 변화가 나타나고 있다. 즉, 핵가족화와 생활 수준의 향상은 여가 생활을 중요시하며 가정내 식사보다는 외식을 즐기는 경향을 초래하고 있고, 식품가공기술의 발달과 바쁜 현대 생활은 가공 식품의 소비 증가를 가져왔으며, 수입 개방으로 인한 수입 식품과 외국 외식 업체 진출 증가는 식생활의 국제화를 야기하고 있다.

이와 같은 식생활 환경에서 올바른 식생활을 영위하기 위해서 우선 연령, 성별, 활동 정도 및 건강 상태를 고려하여 열량과 영양소의 필요량을 결정해야 하겠다. 그 다음 식품을 잘 선택하고 조리할 때는 물론, 외식을 할 경우에도 식사계획이 잘 이루어질 수 있도록 세심한 주의를 기울여야 하겠다.

(1) 식품선택시 고려해야 할 사항

① 가공식품보다는 가능한 제철에 나는 신선한 계절식품을 이용한다.
② 되도록 섬유소가 많이 함유된 식품을 선택한다.
③ 되도록 많은 종류의 식품을 선택한다.
④ 콜레스테롤과 포화지방산이 많은 동물성 식품은 되도록 피한다.
⑤ 주로 열량만을 내는 청량음료나 간식류의 선택을 절제한다.

⑥ 가공식품을 선택할 때는 식품제조일, 식품내용 및 성분을 확인한다.
⑦ 위생적인 식품을 선택한다.

(2) 조리할 때 고려해야 할 사항

① 육류에서 기름을 떼어내고, 닭고기는 껍질을 벗긴 후 조리한다.
② 소금, 간장의 사용량을 줄인다.
③ 기름을 많이 쓰는 조리법은 자주 사용하지 않는다.
④ 식물성 기름을 사용한다.
⑤ 열량을 많이 내고 다른 영양소가 거의 없는 설탕, 물엿, 꿀 등의 사용을 절제한다.
⑥ 식초, 겨자, 계피, 생강, 레몬 등의 향신료나 양념류를 적절히 사용하여 음식의 맛내기 효과를 높인다.
⑦ 조리 방법에 변화를 주도록 한다.
⑧ 음식을 섭취하는 사람의 식습관과 기호를 배려한다.

(3) 외식할 때 고려해야 할 사항

① 본인의 허용 열량에 맞는 음식을 선택한다.
② 외식시 부족했던 식품은 다른 식사시에 보충한다.
③ 다양한 식품으로 이루어진 식사를 선택한다.
④ 자극적 음식, 짠 음식, 지나치게 단 음식은 피한다.

(4) 식단작성시에 고려해야 할 사항

① 식단은 보통 1주일형으로 하여 작성하는데 3일, 5일형으로도 사용할 수 있다.

② 식단작성시 한끼의 식사를 눈앞에 그려보고 결정해야 한다.

③ 음식의 질, 그리고 맛의 배합과 조화를 잘 생각한다.

④ 전분질 식품의 중복을 피한다.

⑤ 조리자의 시간을 참작하여 조리 방법을 택한다.

⑥ 주택의 구조, 가정 생활의 특징을 참작하여 식사대접법을 결정한다.

⑦ 물가를 살펴 식생활비 범위 내에서 식단을 작성한다.

⑧ 새로운 식품과 새로운 조리법을 가족에게 소개하여 편식하는 습관
이 없도록 한다.

⑨ 단란한 식사 분위기 조성을 위하여 깨끗하고 명랑한 환경이 되도록
한다.

⑩ 식단을 작성할 때에는 전주, 전월, 전년의 식단을 참고로 한다.

⑪ 어린이나 노인층의 가족을 특별히 고려한다.

⑫ 조리 기구를 충분히 이용하여 시간을 절약할 수 있도록 한다.

2. 식품구성안을 이용하여 식단을 작성하는 방법

필요 열량과 주요 영양소 권장량을 고려하여 결정된 20대 성인 남·
녀의 1일 식사의 식품군 구성의 예가 <표 3-4>에 있다. <표 3-2>의
식품군별 하루에 섭취 가능한 1회 섭취 분량수를 기준으로 식단을 작
성할 수 있다.

하루에 3끼의 식사를 하는 20대 남·녀의 경우를 예로 들어 식단을
작성해 보면 다음과 같다.

① 1일 섭취 분량을 끼니 수에 따라 배분한다. 하루에 3끼니의 식사를
하게되므로, <표 3-2>에 나타나 있는 각 식품군의 1일 섭취 분량
수를 3등분한다. 끼니별로 똑같이 3등분을 할 필요는 없고 각자의

식생활 양식에 맞게 배분하는 것이 좋다. 표 3 - 4는 점심에 비중을
두고 식생활을 하는 사람을 기준으로 각 식품군의 섭취 분량 수를 3
끼니로 배분하여 놓은 것이다.

② 끼니별로 섭취하려는 음식을 결정한다.

③ 각 음식의 주재료명을 적는다.

④ <표 3-4>에 배분해 놓은 섭취 분량 수를 충족시키기 위해 필요한
음식 재료의 분량을 결정한다. 분량 결정시에는 각 식품군에 속하는
주요한 식품의 명칭과 1회 섭취 분량이 정리되어 있는 <표 3-15>
에서 <표 3-19>를 참고로 한다

■ 표 3-15 곡류 및 전분류의 주요 식품과 1인1회 섭취 분량 ■

분류		식품명	분량 (g)	비고
곡류 및 전분류	곡류	쌀 · 보리쌀 · 찹쌀 · 밀가루 쌀밥 · 보리밥	90 210	
	면류	생면-짜장면 · 칼국수용 건면-국수용 냉면용-건면 당면	150 90 150 30	조리후 300 g 조리후 330 g 조리후 90 g
	빵류	식빵 · 카스테라 도우넛 · 곰보빵 파운드케잌 케잌	100 80 70 90	
	떡류	흰떡-떡국용 흰떡-떡볶음용 기타 떡류	150 100 100	
	묵류	메밀묵 · 도토리묵	100	
	씨리얼류	콘푸레이크 · 콘프로스트	30	
	과자류	과자	30	

■ 표 3-16 고기 · 생선 · 계란 · 콩류의 주요식품과 1인 1회 섭취 분량 ■

분류		식품명	분량 (g)	비고
고기 · 생선 · 계란 · 콩류	육류	쇠고기 · 돼지고기 닭고기 소시지 · 햄	60 60 40	조리후 40~45 g 뼈포함시 80~90 g
	어패류	동태 · 가자미 · 오징어 · 갈치 등 어묵 전복 · 낀홍합 · 생굴 · 조갯살 잔멸치 뱅어포 북어채 · 백신미 · 어채 · 오징어포	70 50 80 15 8 18	작은 것 1 토막
	난류	계란	50	
	콩류	검정콩 두부-조림 · 지짐 · 구이용 순두부 · 연두부 된장 · 청국장 · 자장 두유	20 80 100 15 200	
	견과류	땅콩 · 잣 · 호두 · 아몬드	13	

■ 표 3-17 채소 및 과일류의 주요식품과 1인 1회 섭취 분량 ■

분류		식품명	분량 (g)	비고
채소 및 과일류	채소류	시금치 · 쑥갓 · 미나리 · 근내 등 콩나물 무 · 오이 · 당근 · 양배추 · 피망 등 배추김치 깍두기 · 총각김치 · 열무김치 양파 · 도라지 · 아욱 등 연근 · 우엉 등 조림용	70 70 70 60 50 50 25	조리후 45 g(1/3컵) 조리후 2/5컵
	감자류	감자-볶음용 감자-찌거나 구울때 고구마-찌거나 구울때	75 130 140	익힌 후 130 g 익힌 후 140 g
	해조류	미역-건미역 미역-생미역 김	6 70 2	불린 후 70 g 구운김(기름첨가) 4 g
	과일류	토마토 · 딸기 · 수박 그 외 다른 과일들 과일쥬스	200 100 100	

■ 표 3-18 우유 및 유제품의 주요식품과 1인 1회 섭취 분량 ■

분류		식품명	분량 (g)	비고
우유 및 유제품	우유	우유	200	일반 시유 기준
	유제품	치즈	30	
		요구르트-호상	180	
		요구르트-액상	180	
		아이스크림	100	

■ 표 3-19 우유 및 당류의 주요식품과 1인 1회 섭취 분량 ■

분류		식품명	분량 (g)	비고
유지 및 당류	유지류	식물성-식용유 · 참기름 · 들기름	5	되도록 적게 섭취할 것
		버터 · 마가린 · 마요너즈	6	
	당류	설탕	12	
		탄산음료	100	

3. 식품교환표를 이용하여 식단을 작성하는 방법

식품교환표를 이용하여 식단을 작성할 때는 하루에 필요한 총열량, 당질, 단백질과 지방의 양을 결정해야 한다. 한국영양학회에서는 당질(복합당질)을 총 필요열량의 60~70%, 지방은 필수지방산의 공급 및 지용성비타민의 흡수율을 고려하여 필요열량의 15~20% 정도로 섭취할 것을 권장하고 있다. 예로서 하루 필요한 열량을 당질 : 단백질 : 지방=63 : 20 : 17로 배분하여 얻는다고 생각하고 <표 3-20>과 같이 여러 가지 열량별로 각 식품군의 교환단위 수를 결정하였다.

체중 조절을 위해서 각자 하루에 필요한 열량이 결정되면 <표 3-20>에서 각 식품군의 교환단위 수를 알 수 있고, 하루에 섭취하는 끼니별로 이 교환단위를 분배한다.

■ 표 3-20 열량별 1일 식품구성을 위한 식품군별 교환단위 수 ■

열량 (Kcal)	곡류군	어육류군		채소군	지방군	우유군 (저지방우유)	과일군
		저지방	중지방				
1,000	4	2	1	8	1	2	1
1,100	5	2	1	8	1	2	1
1,200	5	3	1	8	1.5	2	1
1,300	6	3	1	8	1.5	2	1
1,400	7	3	1	8	2	2	1
1,500	8	4	1	8	2	2	1
1,600	8	4	1	8	2	2	2
1,700	9	4	1	8	2	2	2
1,800	9	4	2	8	2	2	2
1,900	10	4	2	8	2	2	2
2,000	10	4	2	8	2	2	2

■ 표 3-21 1,500 kcal의 배분의 예 ■

끼니 \ 군별	곡류군	어육류군		채소군	지방군	우유군 (저지방우유)	과일군
		저지방	중지방				
아침	2		1		1/2		1
점심	3	2		3	1/2		
간식	1			1	1/2	1	
저녁	2	2		3	1/2		
간식				1		1	
1일 교환단위 합계	8	4	1	8	2	2	1

<표 3-21>은 체중 감량에 많이 사용되는 1,500 kcal를 섭취할 경우의 예를 제시하였다. 즉, 1,500 kcal를 섭취할 경우, 곡류 8단위, 어육류 5단위(저단위 4단위, 중지방 1단위), 채소 8단위, 지방 2단위, 우유 2단위, 과일 1단위를 각 끼니별로 먹을 수 있는 식품의 양으로 환산하여 본다. 앞서 언급된 식품교환표를 참고하면 식품군별 1교환단위 당 식품의 무게를 알 수 있다.

앞서 6가지 식품군에 해당되는 식품의 종류와 1교환단위에 해당하는 식품 무게를 표에 제시했으므로 각 끼니별로 교환단위를 분배한 표를 기초로 각각의 식품군에 속하는 식품을 다양하게 선택하면 매일 다른 식단을 작성할 수 있다. <표 3-20>과 <표 3-21>를 참고로 하여 각자 자신만의 1,500 kcal 또는 1,800 kcal의 1일 식단을 작성해 보도록 하자.

4. 영양권장량을 이용하여 식단을 작성하는 방법

식사를 하는 사람의 인원수와 가족의 구성 형태를 파악한 후, 그들의 영양량을 계산하고, 식생활비에 알맞도록 식단작성을 해야 한다. 식단은 먼저 음식명으로 표시하고 다음에는 재료명과 그의 분량을 표시하게 된다.

(1) 식단의 단위

가정에서 일반적으로 사용하기 쉬운 식단의 단위를 결정하고 식단을 작성한다. 보통 가정에서는 3일, 5일, 7일, 10일 단위로 식단을 작성하게 된다. 식단은 한 끼분으로 완전한 식사가 되어야 할 뿐만 아니라 하루 분으로도 완전해야 하며, 하루의 3끼 중 한 끼에 비중을 두어 식단을 작성한다.

(2) 식품 구성

우리 나라의 기초식품군을 기준으로 5가지 식품군별로 생각하여 빠짐이 없도록 한다. 가정에서는 식품구성표를 만들어 계절별 식품을 채택하도록 하면 시간적으로 절약이 될 뿐 아니라 식단을 작성하는데 매우 편리하다.

(3) 식단표기

식단을 표기하는 방법에 있어 우리 나라에서는 주식을 먼저 쓰고 두
번째로 국이나 찌개, 다음은 단백질 식품이 주가 되는 구이, 조림, 튀
김, 그리고 채소류인 나물, 샐러드를 표기하게 된다. 끝으로 김치류를
쓴 다음 후식과 부재료를 쓰게 된다. 식단 표기는 누구든지 알기 쉽게
표현해야 하며 그 재료도 알 수 있게 구체적으로 표시한다. 가정에서의
일상식 식단 표기는 <표 3-22>와 같다.

■ 표 3-22 1일 식단 표기의 예 ■

아침	점심	저녁
토우스트 달걀반숙 야채샐러드 커피	콩밥 두부고추장찌개 오징어채볶음 오이생채 열무김치	보리밥 배추국 양파고기볶음 도라지숙채 열무김치 포도 인삼차

(4) 식단에 따른 식품량 결정

식단은 음식명으로 표기된다. 식단에 따라서는 음식명이 음식 내용
에 사용되는 식품명을 그대로 표시하여 음식명만 보고도 재료와 내용
을 알 수 있는 것도 있으나 대다수의 음식들은 음식명 만으로서는 내
용 및 재료와 그의 분량을 알기 어려우므로 식단 작성시에는 반드시
식단과 아울러 재료명과 분량을 기입하도록 한다. 따라서 한 사람의 분
량을 알아두는 동시에 음식에 따라 필요한 재료명과 분량을 알아두어
야 한다(표 3-23).

쇠고기	국에 넣을 때	5~10 g
	찌개에 넣을 때	10~20 g
	볶음에 넣을 때	30~50 g
	구이에 넣을 때	80~100 g
돼지고기	찌개에 사용할 때	20~30 g
	튀김에 사용할 때	50~60 g
	구이에 사용할 때	80~100 g
닭고기(중)	전체 무게	1,000~1,050 g
	낱개(1쪽) 무게	50~60 g
	다리(1쪽) 무게	130~140 g
	가슴(1쪽) 무게	100~110 g
달걀	소	30~40 g
	중	50~60 g
	내	70~80 g
생선	조가(중)	330 g
	갈치(중)	400~410 g
	꽁치(중)	75~85 g
	병어	270~280 g
채소류	찌개(2가지 이상을 혼합할 때)	30~50 g
	나물	60~100 g
김치		50~100 g

(5) 영양가 산출

식품별 분량이 결정되면 영양가를 산출한다. 일반적으로 열량과 단백질양 만을 산출하고 단백질 중 양질의 단백질인 동물성 단백질의 양을 산출한다. 음식별로 영양가를 산출한 다음 아침, 점심, 저녁의 소계를 내고 1일 전체의 총계를 낸다. 총계를 낸 다음에는 반드시 식단작성을 하기 전에 계획했던 영양량과 비교하여 부족되는 것은 조미료, 또는 식품양을 증가시킴으로써 보충하고 초과된 것은 양적인 감소와 아울러 조미료, 조리법을 변경하도록 한다.

영양가 계산은 식단을 끝막음하는 것으로서 식단의 총평을 할 수 있게 해주는 것이다. 이 때에 가격의 산출도 해야 하나 가정에서는 가격 산출에 큰 비중을 두지 않으므로 영양상의 평가만을 하도록 한다. 영양가 산출시에는 영양권장량이나 식품분석표를 이용한다. 그 외에 영양사들이 사용하는 식단작성 및 영양가 산출 (컴퓨터)프로그램 등을 이용한다.

□ 참고문헌

1. 이상구. ‘유전자 건강 혁명’, (주)서울문화사, 1998.
2. 디아나 R. 에반스(원당희), ‘누구나 알기 쉬운 음식치료법’, 세창출판사, 1997.
3. 장이수, ‘성인병 한방요리’, 국일미디어, 1997.
4. ‘임상영양관리지침서’, 대한영양사회, 1997.
5. 허갑범(감수), ‘비만증’, 웅진출판주식회사, 1997.
6. 이혜수, 구재옥, ‘영양학’, 한국방송대학고출판부, 1997.
7. 유춘희, 신현희, 정해랑, 홍희옥, ‘한국인의 식생활과 건강’, 상명대학교 출판부, 1996.
8. 다카스 가쓰아(문용수), ‘쑥스런 난치병 명쾌한 처방’, 오늘, 1995.
9. 오명숙, 이미숙, 천종희, 황인경, ‘바른 식생활을 위한 영양과 건강’, 효일문화사, 1995.
10. 이자혜, ‘알고계세요, 식품이야기’, 석탑, 1994.
11. 조범래, ‘비만은 해결된다’, 오성출판사, 1994.
12. 김혜경 외 5인(역), ‘영양과 행동’, 울산대학교출판부, 1994.
13. 현기순, ‘식생활관리’, 교문사, 1990.

14. ML.Brown, 'Present knowledge in nutrition', 6th ed., ILSI, 1990.

15. 김혜경, '비만에 있어서 저열량 식품의 필요성과 hypocaloric weight-loss diet', 식품산업과 영양, 3(1) : 3 - 8, 1998.

16. 박혜순, '비만의 평가와 치료', 식품산업과 영양, 3(1) : 9-17, 1998.

17. 정해랑, '저열량식품의 표시 및 규격 기준', 식품산업과 영양, 3(1) : 24 - 29, 1998.

18. 백영원, 이현주, '신경성 식욕부진증(Anorexia nervosa)과 신경성 탐식증 (Bulimia nervosa)', 국민영양, 1996(4) : 38 - 41.

19. 류병관, '운동', 국민영양, 1995(9) : 2 - 12.

20. 정구명, '운동과 영양', 국민영양, 1995(9) : 13 - 18.

21. 김화영, '청소년기의 영양', 국민영양, 1993(11) : 6 - 10.

22. 이송미, '청소년기의 섭식장애', 국민영양, 1993(11) : 11 - 21.

23. '운동과 영양', 국민영양, 1990(12) : 34 - 37.

24. '살과의 전쟁, 먹으면서 살 뺀다.', 월간 식생활, 1998(8).

25. '건강프로그램 설계, 운동, 영양, 휴식의 조화로', 월간식생활, 1995(4).

26. '황제다이어트 달콤한 유혹', 중앙일보. 1998년 6월 24일.

27. '비만 기준 엄격해져, 미국인 체중고민 늘 듯', 중앙일보. 1998년 6월 19일.

28. '비만 유발하는 유전자적 결함 증거 발견', 한겨레신문, 1997년 6월 25일.

29. '비만유전자 RⅡ-베타', 서울신문, 1996년 9월 1일.

30. '비만유전자 연구활발', 중앙일보, 1996년 5월 10일.

31. 'TV와 비만', 서울신문, 1996년 4월 16일.

32. http : /ultra.sports.re.kr

33. http : /www.papi.co.kr

34. http : /www.kordic.re.kr

35. http : /www.bric.postech.ac.kr

36. http : /www.damail.dongailbo.co.kr

37. http : /www.khmc.or.kr

38. http : /www.chungnam.ac.kr

현대인의 식생활 비만

2000년 9월 25일 초판 발행
2006년 3월 10일 3쇄 발행

저   자 • 성창근 · 모은경
발 행 인 • 김홍용
펴 낸 곳 • **도서출판 효 일**
주   소 • 서울특별시 동대문구 용두2동 102-201
전   화 • 02) 928-6644~5
팩   스 • 02) 927-7703
홈페이지 • www.hyoilbooks.com
등   록 • 1987년 11월 18일 제 6-0045 호

무단복사 및 전제를 금합니다.

값 **6,000**원

ISBN 89-85768-98-0